Un toubib dans l'urgence

Professeur Denis Safran,
Chef du service anesthésie-réanimation
de l'Hôpital européen Georges-Pompidou

Un toubib dans l'urgence

Avec la collaboration
de Franck Hériot

Éditions Jacob-Duvernet

« Le sang s'hérite et la vertu s'acquiert, et la vertu vaut par elle seule ce que le sang ne peut valoir. »
Cervantes

« L'intention commande le résultat. »
Précepte bouddhiste

Sommaire

I

Le sextant ou le stéthoscope

À chacun sa madeleine de Proust. À chacun sa façon de se plonger dans le passé, presque par inadvertance. Plonger, en l'occurrence, étant le mot le plus juste.

J'avais été invité à assister à un exercice du Raid[1] se déroulant sur la Seine, au cœur de la capitale, non pas en tant que professeur de médecine mais en tant que colonel de réserve des sapeurs-pompiers de Paris. Je reviendrai un peu plus loin sur cette activité à laquelle j'attache une grande importance.

Nous étions donc à la fin du printemps, en juin 2008. Des touristes avaient été pris en otages sur un bateau-mouche. Prise d'otages évidemment fictive. Les hommes en noir, encagoulés, harnachés, armés jusqu'aux dents, avaient pris place à bord de deux bolides ; des canots semi-rigides propulsés chacun par deux moteurs de 175 chevaux. Ces embarcations, également utilisées par les forces spéciales, peuvent atteindre les 45 nœuds[2] !

Leur mission était de monter à l'abordage du bateau-mouche, de maîtriser les terroristes et de libérer les otages.

---

1. Unité d'intervention de la police nationale. RAID : recherche, assistance intervention et dissuasion.
2. Plus de 80 km/h… sur l'eau !

Mais l'exercice a tourné court et a même failli se clore par un drame. Pour une raison que j'ignore, les deux canots sont entrés en collision. La violence du choc fut telle que l'un des policiers, handicapé par le poids de son équipement, s'est retrouvé coincé entre la proue et la timonerie, la moitié du corps dans l'eau, les jambes prises dans un étau, alors qu'une partie de l'embarcation risquait de s'enfoncer à tout moment. Faut-il préciser que la scène était impressionnante ? Voir cet homme, seul, au milieu du fleuve, en train de hurler de douleur, avait quelque chose de poignant et notre impuissance à le secourir donnait à cet instant une intensité dramatique dont je me souviendrai longtemps. Comble de malchance, le médecin du Raid se trouvait dans l'hélicoptère surveillant l'exercice et ne pouvait intervenir. Familier de l'urgence médicale, j'ai mis peu de temps à évaluer la situation du blessé pris au piège dans sa coquille de noix. Je craignais surtout qu'il ne soit touché à la colonne vertébrale. La solution, dans ces cas-là, c'est d'immobiliser le blessé, d'emprisonner ses mouvements afin qu'il n'aggrave pas une ou plusieurs lésions éventuelles. Alors, je me suis déshabillé, laissant mes affaires sur le pont, et j'ai sauté. L'eau était heureusement d'une température acceptable ; j'ai beau être en pleine forme, à soixante ans bien sonnés, il faut néanmoins ne pas se cacher la vérité et admettre que notre endurance s'amenuise au fil des années.

Me voilà donc vêtu de mon seul caleçon, en train de nager vers l'infortuné policier du Raid dont la posture me paraît encore plus fâcheuse de près que de loin. Je le rejoins. Une fois à bord, je tente de le rassurer. Le choc a du être effectivement terrible. Le policier a été écrasé contre la proue. Il ne peut pas parler, et pour cause : fracture de la mandibule, mais je crains surtout une fracture du rachis et je vais m'employer à lui soutenir la nuque pendant que le pneumatique de la brigade fluviale nous ramène vers la berge. Pour ceux qui ne le sauraient pas, le rachis est le terme scientifique désignant la colonne vertébrale. En lui soutenant la nuque, j'espère ainsi lui éviter une atteinte de la moelle épinière avec tout ce que cela suppose de risques de paralysie.

Parvenu sur la berge, avec l'aide des pompiers et d'autres policiers, le blessé sera extrait du canot dans lequel il se trouvait, sans trop de difficulté mais avec un luxe de précautions. Il s'en tirera. La liste de ses blessures démontrera néanmoins qu'il est revenu de loin : traumatisme crânien, fracture et luxation de la hanche, traumatisme du thorax et fracture de la mandibule. On ne mettra pas longtemps à trouver un hôpital ; je l'expédierai dans le service anesthésie-réanimation que je dirige à l'Hôpital européen Georges-Pompidou où il restera pendant deux mois.

J'ai gardé le contact avec ce policier. Il se rétablit lentement, séance de rééducation après séance de rééducation. Malheureusement, il ne participera plus à aucune intervention avec ses camarades du Raid.

Revenons à la madeleine de Proust. Car ce plongeon dans la Seine ne fut pas le premier ! Il m'a tout simplement ramené 40 ans en arrière, en 1968…

Je me trouvais sur le pont de l'Hôtel de ville, quand mon œil fut attiré par deux silhouettes se débattant à quelques mètres au-dessous de moi ; un gardien de la paix tentait désespérément de ramener une jeune femme vers la berge… alors j'ai sauté. Tout habillé. Suis-je définitivement attiré par l'élément aquatique bien que n'étant pas du signe du poisson ni fils de marin ? Possible. Plus tard, je me prendrai de passion pour tout ce qui flotte et élirai même domicile sur une péniche. En attendant, la jeune femme, grâce au policier et à mon aide impromptue, eut la vie sauve. J'étais tout jeune étudiant en médecine. Le mot « soixante-huitard » n'avait pas encore intégré les colonnes du petite Larousse. La grogne de mes condisciples n'était qu'un murmure qui allait très bientôt se transformer en colère et soulever des barricades. Mais Paris en avait vu d'autres.

Quelques mois plus tard, bien après que se fut éteint le brasier de la révolte, je recevrai des mains de Raymond Marcellin, ministre de l'Intérieur, la médaille d'honneur pour acte de courage et de dévouement. J'en recevrai une seconde, dans la cour de la caserne de Bièvres où est installé le Raid, pour le plongeon de 2008. J'en nourris une grande fierté ; autant le préciser tout de suite : je déteste la modestie – souvent fausse – et lui préfère, éventuellement, l'humilité, bien que parfois elle aussi soit entachée d'une hypocrisie que l'on confond avec la bonne éducation. Que ce soit pour les autres ou pour moi-même, je ne hais rien tant que les faux-semblants et apprécie que l'on juge autrui selon ses mérites. Ni plus, ni moins. De même, me sont insupportables la gloriole facile, la suffisance et la vanité synonymes éloquents de la bêtise.

Je ne pourrais dire si cet épisode de l'Hôtel de ville devait faire naître en moi ce goût qui ne m'a jamais quitté pour l'urgence, indissociable de l'action et de la nécessité, du besoin même, de servir. Ce n'est évidemment pas un hasard si je porte aujourd'hui l'uniforme des sapeurs-pompiers de Paris, par-dessus ou au-dessous de ma blouse blanche de professeur de médecine de l'Assistance publique-Hôpitaux de Paris. Toujours est-il que j'allais orienter mes études et ma carrière médicale dans ce sens. Mais le chemin fut long et tortueux, semé d'embûches et de pièges.

Voilà comment, d'un saut dans la Seine en 2008, on fait un bond dans le passé, en 1968. Et bien au-delà…

Une famille décimée

Qu'on me pardonne cette nouvelle référence aquatique mais, comme nous le savons tous, la vie n'est pas un long fleuve tranquille. L'expression est pleine de justesse. C'est vrai, l'image d'une eau dormante ou courant paisiblement entre deux rives ombragées sans que rien, jamais, ne vienne la déranger sinon une timide risée, à quelque chose d'envoûtant. On aimerait qu'il en soit toujours ainsi. Mais c'est une image fausse, trompeuse. Car les fleuves ne sont paisibles qu'à de trop rares périodes. À d'autres, leur tumulte, leur colère emporte tout sur leur passage, sans discernement. Il me semble que cette image-là, celle de flots boueux et bouillonnants, soit la seule que je retienne. Ce n'est pas que je sois résolument pessimiste mais il est des histoires, des épisodes que ma mémoire n'a jamais pu effacer. Ils sont comme des plaies à vif dont il serait vain d'attendre la cicatrisation. Il est un peu tard pour cela. Et je n'en ai plus envie. Je veux garder tout cela en moi, jusqu'à la fin.

J'ai grandi dans une famille décimée. Décimée et traumatisée. Mon père et ma mère sont des survivants, sortis indemnes de l'holocauste, alors que mes oncles et mes tantes, mes cousins et mes cousines, ces hommes et ces femmes, ces jeunes et ces vieux, ces adultes et ces enfants que je n'ai jamais connu, ont eu pour dernière demeure les camps de concentration de l'Allemagne nazie. 80 % des miens ont ainsi disparu, payant le prix d'une haine stérile et de la bêtise humaine menée à son paroxysme, tant il est vrai que l'un ne va jamais sans l'autre. Seuls une sœur et un frère de mon père ont survécu. Du côté de ma mère, ce furent les camps français, aux environs de Rivesaltes. On n'y mourait pas du Zyklon B, mais les privations et les conditions sanitaires n'avaient rien à envier aux autres centres d'internement. Quant à mon grand-père maternel, il s'est battu dans les maquis du Limousin, sous les ordres du colonel Georges Guingouin, membre du Parti communiste. D'origine russe, sa connaissance parfaite de la langue de Tolstoï lui fut fort utile.

De tout cela, de ce passé qui ne nous a jamais laissés en paix, on parlait peu à la maison, voire pas du tout. Je ne recevais que des bribes de cette histoire, sans en comprendre tout de suite le sens, sans comprendre la signification de ce mot : « juif ». Je ne posais pas de questions. J'avais néanmoins le sentiment de partager une grande souffrance qui, par osmose, a fini par s'installer durablement en moi. Depuis, je vis avec elle. Il n'y a pas un jour sans sa présence. C'est un traumatisme, une tragédie que je n'ai pas vécue mais qui est là, ancrée au plus profond de mon être, comme si j'étais escorté par les ombres de ces disparus dont le sang coule dans mes veines. Tenter d'imaginer ce qu'ils ont vécu, de partager par la mémoire le traitement inhumain qui leur fut infligé sans répit, provoque en moi un sentiment d'incompréhension, d'injustice et d'horreur. Je vis avec ça, chaque jour de mon existence. C'est une espèce de fond permanent, un syndrome post-traumatique ; je ne puis le définir autrement. J'en ressens un profond malaise et ce sentiment rémanent que j'existe par hasard, que si la guerre avait duré encore, mes parents auraient fini par se faire arrêter et déporter, eux aussi. J'ai encore pu constater de quel poids pesait cette histoire, lors des cérémonies du 65e anniversaire du débarquement auxquelles j'ai été convié, le 6 juin 2009. J'étais là, depuis le pont d'un bâtiment de guerre à admirer le déploiement de nos forces navales, accompagné par le ballet des hélicoptères et des avions de chasse évoluant dans une mise en scène réglée au cordeau – spectacle toujours grandiose –, quand j'ai été submergé par l'émotion, touchant du doigt cette réalité que, sans ces hommes tombés sur nos plages en 1944, je ne serais pas là aujourd'hui.

Oui, la vie n'est pas un long fleuve tranquille et ne le sera jamais. De cette déchirure, j'ai hérité d'une sorte de détachement, d'une certaine désespérance en l'homme, en ses valeurs profondes, avec cette certitude que le fléau qui a ravagé l'Europe il y a 70 ans, peut très bien se reproduire, malgré notre vigilance, quel que soit le nom que l'on donne à la folie des bourreaux : holocauste, extermination, génocide ou nettoyage ethnique. Regardez le Cambodge, le Rwanda ou, plus proche de nous, dans le temps et la géographie, l'ex-Yougoslavie.

Médecin malgré moi ?

Pourquoi ai-je eu envie d'être médecin ? C'est une excellente question. Je risque de surprendre en affirmant que je n'en sais rien moi-même. C'est pourtant la vérité. Après tout, doutant de l'homme et de sa capacité à construire un monde meilleur, j'aurais pu me préoccuper de toute autre chose que de sa condition, que de vouloir le soigner et le sauver. De même, socialement, rien ne m'y prédisposait vraiment. Je suis né dans un milieu ouvrier, même si mes parents étaient des petits patrons. Tout de suite après la guerre, ils avaient ouvert un modeste atelier de confection, rue Saint-Martin, atelier qui avait cette particularité d'être installé dans l'appartement même où nous vivions. Il n'existait aucune séparation entre le monde du travail et notre intimité, notre vie de famille. Les deux s'imbriquaient parfaitement, s'articulant de façon à ce que l'un n'empiète jamais sur l'autre. C'était une sorte de communauté harmonieuse, vivant dans une ambiance de travail. Quand je rentrais de l'école, à la sortie de laquelle venait me chercher une ouvrière, je travaillais, moi aussi, faisant mes devoirs sous l'œil vigilant de mes parents, au milieu de tout ce petit monde. Il ne me serait jamais venu à l'idée de faire autre chose que d'ouvrir ma trousse, de m'attabler devant mes livres et mes cahiers. C'est certainement pour cette raison-là que la première partie de ma scolarité fut en tout point remarquable, m'offrant même le luxe de sauter deux classes. Malheureusement, la suite sera moins glorieuse et ces deux années gagnées me seront fort précieuses.

Le travail. C'est un mot dont je connais l'exacte signification, justement grâce à cette absence de frontière qui existait derrière les murs de l'appartement de la rue Saint-Martin. J'ai toujours vu mes parents attelés à la tâche. Le dîner – après ma toilette qui se faisait dans une cuvette posée sur l'évier, faute de salle de bains – était l'un des rares moments de répit qu'ils s'offraient. À peine le temps de prendre un dessert, de me mettre au lit et mon père se remettait à la coupe et ma mère devant la machine à coudre. Et moi, attendant le sommeil, bercé par ces bruits familiers, je les entendais jusqu'à des heures tardives. Cette première partie de ma vie m'a profondément marqué et a influencé mon comportement ultérieur, jusqu'à aujourd'hui où, pour moi, il n'y a aucune séparation entre le travail et la vie privée. Je travaille beaucoup mais je n'ai pas le sentiment d'être un « bourreau de travail ». Je veux dire que le travail n'a jamais été une contrainte ; simplement une nécessité, la partie essentielle de mon existence ayant eu, il est vrai, le privilège de découvrir et de faire un métier pour lequel je nourris une vraie passion.

Vacances, week-ends, jours fériés, ponts de ceci ou de cela, sont des mots que j'ai bannis depuis longtemps de mon vocabulaire. Chers parents, c'est à vous que je le dois. Je ne conçois et n'ai jamais conçu autrement ma vie.

Trafic de crânes

Quand j'ai eu dix ans, mes parents ont déménagé. Comme tout le monde, ils ont voulu un vrai appartement, avec tout le confort moderne et s'offrir enfin une intimité qu'ils n'avaient jusqu'alors jamais connue. Quant à moi, le fils unique, je me suis retrouvé seul du jour au lendemain, au moment d'entrer en sixième au lycée Henri IV. La transition fut pour le moins brutale. Je n'ai jamais oublié ce premier jour de classe. À la sortie, il n'y avait plus personne pour m'attendre et me conduire à la maison. Je rentrais seul dans un appartement vide. L'effet fut immédiat autant que catastrophique ; mon cartable est resté fermé avec, à l'intérieur, la trousse, les livres et les cahiers. Comme n'importe quel enfant de mon âge, j'ai voulu goûter à cette liberté soudaine et inhabituelle. J'oubliais les devoirs. Cependant, je ne me tournais pas les pouces, loin de là. De nature extrêmement curieuse, je me suis pris de passion pour le bricolage sous toutes ses formes : montage et démontage de postes radio quand il ne s'agissait pas d'un pick-up ou de tout autre engin dissimulant sa part d'électronique. Puis il y eut les animaux, notamment les serpents et les souris, que j'aurais volontiers élevés en batterie sans l'aversion de mes parents pour ces charmantes petites bêtes. Je n'oublie pas les collections diverses et variées. La plus originale fut sans conteste celle de crânes. De crânes humains, bien entendu. N'y voyez là aucune prédisposition pour l'anatomie ou la médecine. Ce fut un simple concours de circonstances dans lequel je sautais à pieds joints avec un camarade d'Henri IV devenu médecin lui aussi.

Cela avait commencé par une rumeur ou plutôt une information circulant dans la cour de l'école. Information arrivant en ligne directe du cimetière de Pantin, aux portes de Paris. Quelqu'un avait repéré l'endroit, la fosse commune où étaient entassés à ciel ouvert les squelettes des défunts dont les concessions arrivaient à leur terme. Comment nous est venue l'idée de faire le mur du cimetière de Pantin ? L'attrait du danger, de l'interdit probablement. Toujours est-il que nous avons monté une véritable expédition après les cours. Une fois dans l'enceinte, tels deux guerriers en territoire ennemi, progressant par sauts de puce entre les pierres tombales et les caveaux, nous n'avons pas mis longtemps pour repérer la fosse commune, escalader la palissade et… à nous servir ! Sans aucune conscience du côté hautement irrespectueux de notre acte, nous avons fait notre choix et sommes repartis avec quelques tibias et surtout des crânes... Aujourd'hui encore, je me demande ce qui a bien pu nous passer par la tête ! Une fois rentrés chez nous, chacun de son côté, avant le retour tardif de nos parents, nous sortions les lessiveuses et y faisions bouillir nos trophées qui en ressortaient immaculés. Nous aurions pu nous arrêter là, mais le récit de notre aventure devait attiser la convoitise de nos camarades qui, eux aussi, voulurent leurs crânes. Alors, il y eut d'autres expéditions dans le cimetière de Pantin et le début d'un « trafic de crânes », grâce auquel nous eûmes certainement beaucoup plus d'argent de poche que la moyenne des gamins de notre âge. Des expéditions, des « aventures », il y en eut d'autres, notamment dans les souterrains de Seine-et-Marne, datant de la première guerre mondiale, dans lesquels se cachaient d'autres trésors. On aurait pu disparaître dans ces galeries oubliées sans que personne ne nous retrouve jamais…

Ainsi, j'accumulerai les bêtises – je reste poli –, année après année, transformant mon parcours secondaire en véritable Berezina. Je doublerai ma sixième, passerai tant bien que mal en cinquième, puis en quatrième que je doublerai également. J'aurai volontiers arrêté le massacre si mes parents ne m'avaient pas poussé à finir mes études secondaires, à l'arraché. Pour leur faire plaisir, je doublerai donc encore la seconde puis la terminale ! Soit une classe sur deux, mais grâce à mes deux ans d'avance en primaire, ma médiocrité en fut un peu moins voyante, moins lourde à porter et je ne me retrouverai qu'avec deux ans de retard lorsque sonnerait l'heure du baccalauréat. Qu'on ne s'y trompe pas, un parcours comme le mien serait aujourd'hui impossible, surtout à Henri IV où l'on m'aurait montré depuis longtemps le chemin de la sortie. Bref, je suis une sorte de rescapé de l'ère secondaire.

Ne doutant de rien, j'avais des ambitions très au-dessus de mes moyens. J'en avais peu mais pas des moindres : Navale – déjà l'élément aquatique… – ou médecine ! Inutile de préciser que, lorsque j'annonçai la couleur à mes parents ou à mes professeurs, je provoquai, sinon l'hilarité, du moins un scepticisme narquois que mon orgueil démesuré supportait assez mal. Alors, suivant le conseil avisé du fabuliste affirmant qu' « il n'est jamais trop tard pour bien faire », je me suis réveillé, piqué par je ne sais quel aiguillon. J'ai bossé. J'ai fait une math élème en terminale, laquelle devait se conclure par un échec. Je ratai mon bac, me fermant du même coup les portes de l'École navale, les ponts des bâtiments de guerre et les horizons lointains. Je repassai le bac l'année suivante, cette fois avec succès. Restait donc la fac de médecine. Je rappelle qu'à l'époque il n'y avait pas de concours mais un CPEM[3] et un *numerus clausus* bien moins draconien que celui que nous connaissons aujourd'hui et sur la bêtise duquel je reviendrai.

Comment expliquer le déclic se produisant en moi dès les premiers cours, j'allais dire dès les premières heures de cours Pour certains, les révélations ont lieu dans les églises. Pour ma part, ce fut sur les bancs de la fac de médecine. Dieu portait une blouse blanche, ma bible serait un traité d'anatomie et je m'apprêtais à disséquer les corps, découvrant les entrailles mystérieuses de l'homme.

Je me suis donc mis à travailler et je n'ai, depuis, jamais cessé. Il me faut préciser que, durant l'été précédant le début des cours, j'avais eu la chance de faire un stage à la faculté des sciences, dans un laboratoire de biologie, confirmant ainsi le goût que je sentais naître en moi pour la science. De même, tout au long de cette première année d'études, je serai autorisé, grâce à une relation, à suivre un stage d'observation dans un service de médecine interne de l'hôpital Broussais. Je me retrouvai au contact des malades et l'on me confiait des petites tâches. Ce fut une seconde révélation. Je savais que mon caractère ne pourrait s'épanouir autrement que confronté à la réalité des choses, en mettant – passez-moi l'expression – les mains dans le cambouis. Il me fallait du concret. Il me fallait bouger. J'étais servi. Mes

3. CPEM : Cycle préparatoire aux études de médecine.

études de médecine ne commençaient pas seulement par une plongée en apnée toute théorique dans les manuels, mais aussi par une immersion, que je qualifierais de capitale, dans l'univers hospitalier. Un univers dont je pressentais déjà qu'il serait toute ma vie. Cette proximité quasi quotidienne avec la maladie, avec la souffrance, avec la mort, avec l'espoir et la détresse, me permit rapidement de comprendre que je ne m'étais pas trompé de voie et qu'il y avait en moi un réel besoin de servir, dans l'action. De me sentir utile aussi. Je comprenais également, côtoyant le personnel hospitalier – médecins, infirmières et aides-soignants –, que mon parcours ne serait pas rose tous les jours et les fins de mois parfois difficiles à boucler. Mais ce monde, qui allait devenir mon quotidien, je l'acceptai en toute connaissance de cause, avant même d'avoir passé le moindre examen.

Mes études de médecine furent donc le miroir exactement inversé de mes études secondaires. J'avançais au pas de charge, sûr de moi, d'une traite, sans jamais aucune cession de rattrapage et je finirai par emprunter la voie royale : l'internat des hôpitaux de Paris.

II

Un autre monde

Je ne suis pas centenaire et je n'ai pas commencé mes études de médecine sous la férule d'Ambroise Paré, mais l'hôpital que j'ai connu au début des années 1970 me semble appartenir à un autre monde, à une époque antédiluvienne, tant par son organisation que par la pratique de la médecine qui a depuis connu une révolution phénoménale.

Quand j'arrive à l'hôpital Henri-Mondor, à Créteil, en 1974, je viens d'être nommé au concours de l'internat des hôpitaux de Paris, le 1er octobre pour être précis. En réalité, je n'ai pas vraiment choisi d'être là. Cela tient à la fois du hasard et d'une erreur de ma part !

À l'époque, le choix des postes à l'internat se faisait au « Fer-à-moulin », nom de la rue où se tenait l'un des nombreux bâtiments de l'Assistance publique-Hôpitaux de Paris. Les candidats étaient réunis dans la bibliothèque des internes, devant un grand tableau noir sur lequel était tracé à la craie blanche l'ensemble des services. C'était une sorte d'encan et chacun pouvait y choisir son poste en fonction de son rang et de son ancienneté. Évidemment, mieux valait avoir réfléchi à l'avance au poste que l'on briguait, non seulement dans quelle spécialité mais également au sein même de cette spécialité. Pour ma part, j'étais attiré par la chirurgie. Mais je n'étais pas le seul, loin de là ! Et compte tenu de ma très faible ancienneté et de mon classement, je fus l'un des derniers à choisir ce qu'offrait encore le tableau noir. C'est-à-dire pas grand-chose. En tout cas, aucune place en chirurgie dans Paris *intra muros* et dans aucun service suffisamment formateur à mes yeux. Il me fallait donc revoir mes ambitions à la baisse. Comme j'avais fait beaucoup de réanimation à l'hôpital Necker, avant mon internat, notamment en cardiologie, je considérais qu'un semestre en réanimation chirurgicale serait une chose fort utile pour quelqu'un voulant devenir un spécialiste de la chirurgie cardiaque.

J'avais tout de même pris soin de me renseigner et l'on m'avait indiqué un service. Malheureusement, une fois devant le tableau noir de la rue du Fer-au-moulin, j'avais oublié et le nom du chef de service et le nom de l'hôpital… Je me suis trompé. C'est ainsi que je me suis retrouvé à Henri-Mondor, dans le service du professeur Huguenard… que je ne connaissais absolument pas !

Lorsque j'ai annoncé ce choix à mes patrons de Necker, j'ai vu leurs visages s'allonger. À les entendre, avec leur ton de circonstance et leurs mines graves, je venais de signer un aller simple pour l'enfer. J'allais franchir le Styx et n'en point revenir ! « Mais vous allez au casse-pipe, mon vieux ! Ce professeur Huguenard est une terreur, un casseur d'internes, un briseur de carrières et, qui plus est, avec des idées pour le moins particulières sur le plan scientifique ! D'ailleurs, depuis que son service existe, aucun interne n'y a jamais mis les pieds…». Cela avait au moins le mérite de la franchise. Quand on va à l'abattoir, autant le savoir. Bref, comme dit l'autre, « Qu'allais-je faire dans cette galère ? » À quoi pouvait donc ressembler l'ogre de l'hôpital Henri-Mondor ? Je n'allais pas tarder à être fixé.

Papa Hôtel

Hôpital Henri-Mondor. Impossible de le rater. Encore fallait-il avoir préalablement repéré où se trouvait cette ville de Créteil, fraîchement sortie de terre, dans le Val-de-Marne, au sud-est de Paris. Une ville nouvelle, bâtie à deux pas de ce qui n'était qu'un village, et promise à des lendemains « radieux », disait-on. L'hôpital se trouvait au milieu de nulle part, champignon trop vite poussé perdu parmi les terrains vagues. L'endroit n'avait vraiment rien de paradisiaque et n'engageait pas à l'optimisme. Mais après tout, je n'étais pas là pour faire du tourisme. Et puis, ce CHU avait le mérite d'être récent, moderne, préfigurant ce que seraient les hôpitaux des prochaines décennies, à mille lieues des bâtiments pour la plupart désuets de l'Assistance publique-Hôpitaux de Paris, dont certains avaient encore des salles communes rappelant ce que l'on appelait autrefois « l'hôpital des pauvres ».

Ainsi donc, se dressait devant moi l'antre du mystérieux professeur. Comme le voulait l'usage en ces temps reculés, j'allais me présenter à mon futur bourreau, quinze jours avant ma prise de fonctions. Faut-il préciser que j'étais dans mes petits souliers, l'estomac aussi tordu qu'une serpillère à l'essorage ?

J'avais 27 ans et de l'énergie à en revendre. Prêt à tout donner et à tout recevoir. J'avais faim. À quoi allaient ressembler les six prochains mois[1] que l'on m'avait promis à hauts risques ? Où m'étais-je fourvoyé ? On ne m'avait pas trompé, au moins sur un point : le professeur Pierre Huguenard était un vrai personnage, l'une de ces figures émaillant l'histoire de la médecine et y tenant une place importante.

Il est là, devant moi. Où plutôt, je suis là, devant lui, dans son bureau où règne un désordre indescriptible. Quand il s'as-

1. L'Internat se divise en périodes de six mois sur une durée de 4 ou 5 ans selon la spécialité. Elle est de 3 ans en médecine générale.

sied, c'est à peine si l'on aperçoit encore sa tête de vieux soldat derrière les piles de dossiers, de journaux et de documents divers. Capharnaüm revisité ! L'homme est physiquement impressionnant, affichant sereinement la cinquantaine, en blouse blanche, sabots aux pieds, avec ses moustaches grises, vraies bacchantes en guidon de vélo. Je suis frappé par sa façon de se mouvoir, par chacun de ses gestes qui révèlent l'homme d'action et de décision.

Bourru mais courtois, Pierre Huguenard est étonné de me voir et ne s'en cache pas. Je l'entends presque me dire : « Ainsi, il existe des internes assez fous pour braver les mises en garde de leurs maîtres ! » Car ce professeur atypique sait qu'il n'est pas apprécié de certains de ses pairs qui lui reprochent son caractère bouillonnant et qui, peut-être, aussi, jalousent son parcours d'ancien combattant. Car ses galons, Pierre Huguenard les a d'abord gagnés sur les champs de bataille de la Seconde Guerre mondiale, dans les rangs des Forces françaises libres (FFL) où il a servi comme infirmier. Je serais bien incapable de préciser à quel âge il s'est enrôlé sous la bannière gaulliste, mais il me suffit de retrouver sa date de naissance, 1924, pour pouvoir affirmer qu'il était un tout jeune homme à peine sorti de l'adolescence ; signe évident de cette capacité à s'engager dans un combat sans dévier de sa trajectoire, ce dont il fera preuve tout au long de sa vie. Preuve également de cette force de caractère que d'aucuns lui reprochèrent mais aussi de cet humanisme bien réel, caché sous une carapace de faux méchant.

Quant il soutient sa thèse de docteur en médecine en 1948 et reçoit la même année le diplôme d'anesthésiste-réanimateur – discipline ne comptant alors que peu de pratiquants – Pierre Huguenard, malgré son jeune âge, a donc déjà passé une bonne partie de sa vie à soigner et sauver des hommes, blessés au combat dans des conditions dépassant parfois l'imagination. Et c'est de cette expérience, accumulée sur les terrains d'opération avec les moyens du bord souvent dérisoires, que va naître, à l'aube des années 1950, la médecine d'urgence encore balbutiante. Car c'est à cet homme-là, qui me reçoit dans son bureau, que l'on doit la « théorie du déchoquage et du tri des blessés ». C'est à cet homme-là que l'on doit, en 1952, la découverte des propriétés de la chlorpromazine, le premier neuroleptique[2]. C'est à cet homme-là, que l'on doit le développement à grande échelle des SAMU[3]. Et c'est cet homme-là qui va devenir mon patron durant le premier semestre de mon internat, que l'on considère aujourd'hui comme l'un des pionniers de l'anesthésie-réanimation. Je ne résiste pas à l'envie de citer le journaliste du *Monde*, Jean-Yves Nau, auteur d'un excellent article publié lors de la disparition du professeur Huguenard, en 2006, à l'âge de 81 ans : « Soutenue par une même logique sanitaire au service des personnes en grand danger sanitaire, l'œuvre de Pierre Huguenard ne fut nullement étrangère au développement d'une autre spécificité française : celle que commencèrent à défendre au lendemain de 1968 les “French doctors” du Secours médical français, fondé par les docteurs Xavier Emmanuelli et Bernard Kouchner, une association qui allait bientôt ne plus être connue que sous le nom de Médecins sans frontières, dont l'action lui valut de recevoir le prix Nobel de la paix en 1999. Une distinction à laquelle Pierre Huguenard n'était pas étranger ». Voilà qui est dit. Il est toujours bon de rappeler la mémoire de nos ancêtres les plus glorieux, à tout le moins les plus méritants.

Retour à Henri-Mondor. Le professeur Huguenard est donc étonné de mon choix mais s'en montre très satisfait. Dans mon souvenir, je crois qu'il avait employé le mot « content ». Content de pouvoir transmettre son savoir dans une discipline qui n'est pas encore une spécialité. Pis encore, certains la considèrent alors comme une sous-discipline !

---

2. Découverte réalisée conjointement avec ces autres sommités de la médecine française que furent Henri Laborit, Pierre Deniker et Jean Delay.
3. Service d'aide médicale urgente.

Je vais être affecté en réanimation chirurgicale, puisqu'à ce moment-là je veux encore faire de la chirurgie. Je ne vais pas chômer, tant il est vrai qu'à cette époque la vie d'un interne n'est pas une sinécure. Nous ne connaissions pas encore les jours de repos ou de récupération.

Heure d'embauche : 6 h 45. On ne pointe pas mais mieux vaut être ponctuel. Comment décrire l'ambiance qui règne dans le service avant l'arrivée du professeur Huguenard ? Je pourrais parler de tension, mais ce serait un doux euphémisme. Je suis frappé par ces visages graves, aux traits tendus, trahissant non pas l'angoisse ou l'inquiétude mais la peur. Oui, la peur. Et je pèse mes mots.

Où ai-je mis les pieds ? Médecins et infirmières sont au même régime, celui de la terreur qu'inspire le « grand patron ». Je comprends rapidement que chacune des visites du professeur Huguenard, suivi de sa cohorte de blouses blanches, est vécue ici comme une épreuve à haut risque. Me croira-t-on si j'affirme avoir vu des infirmières sortir des plaques d'urticaire à l'annonce de l'arrivée imminente de « Papa Hôtel » ? Car c'est ainsi que les choses se passaient. Avant de débouler dans le parking d'Henri-Mondor, le professeur Huguenard, en ancien militaire qu'il était, s'annonçait toujours par radio avec ce code : « Papa Hôtel » ; P pour Pierre et H pour Huguenard. Cela deviendra son surnom. Et quand « Papa Hôtel » annonçait son arrivée imminente, il n'y avait plus qu'une seule question sur toutes les lèvres : « De quelle humeur est le patron ? » Mais cela avait-il une quelconque importance ? Car je comprendrai vite qu'il était toujours d'« humeur égale ». En effet, je n'ai jamais assisté à une seule visite sans qu'à un moment ou un autre l'un des membres de son équipe n'en prenne pour son grade. Pierre Huguenard entrait alors dans une colère proprement terrifiante. J'ai même vu à plusieurs reprises des objets traverser la salle de réanimation. Le plus spectaculaire fut sans conteste ce pied de perfusion lancé comme un javelot, à pleine vitesse, passant au-dessus de nos têtes, nous laissant à peine le temps de nous baisser !

La moindre petite erreur, la moindre initiative, bonne ou mauvaise, concernant un patient sans qu'il en eût été préalablement informé, déclenchait chez lui une fureur que rien ni personne n'aurait été capable d'endiguer. Ne restait plus alors qu'à faire le dos rond et laisser passer le souffle de la tempête. Quand on voulait changer de prescription, mieux valait l'appeler, même en pleine nuit ; il répondait toujours. Le grand patron n'était pas du genre à favoriser les initiatives personnelles.

Ces visites homériques étaient au nombre de trois par jour. Trois occasions d'essuyer la tornade. Celle du soir était la plus pénible pour tout le monde. Non seulement nous étions fatigués mais en outre nous ne savions jamais à quelle heure allait débarquer « Papa Hôtel ». Arrivé le matin à 6 heures et demi, il m'arrivait donc régulièrement de terminer bien après 21 heures, dépassant ainsi allégrement la quinzaine d'heures de travail quotidien.

Moi aussi, cela ne surprendra personne, j'aurai droit à une copieuse engueulade, à une salve de réprimandes. Cela ne m'arrivera qu'une seule fois mais je n'ai jamais pu l'oublier…

Malgré ces horaires de forçat dans le service du professeur Huguenard, je prenais beaucoup de gardes dans d'autres hôpitaux, notamment en cardiologie, à Necker. Ce jour-là, je devais justement aller prendre ma garde et quitter Créteil un peu plus tôt. Je n'avais plus qu'à poser un cathéter à un patient avant de filer. Au même moment, un malade décède dans un lit voisin. Dans ces cas-là, un médecin doit signer un billet de salle, autrement dit une feuille administrative sur laquelle il doit préciser quel jour et à quelle heure la mort a été constatée. Je termine de poser mon cathéter, j'ôte mes gants, je signe le billet de salle que me tend l'infirmière, et je pars pour Necker. Au milieu de l'après-midi, on m'annonce que le professeur Huguenard cherche à me joindre. Je m'en étonne et surtout m'en inquiète, me demandant ce qu'il peut bien me vouloir. Un sixième sens me dit que cet appel ne présage rien de bon. Je ne me trompais pas. J'avais tout simplement signé le billet d'un malade qui n'était pas mort… L'infirmière s'était trompée de document. Et ce n'était pas le plus embarrassant car l'administration avait immédiatement prévenu la famille, laquelle était en route pour Henri-Mondor. Je devrais dire « en vol »… depuis le Canada !

Le lendemain matin, je passais au hachoir. « Papa Hôtel », du haut de sa stature plus impressionnante que jamais, me tombait dessus sans attendre un début d'explication. Je courbais l'échine me faisant traiter de toutes sortes de noms d'oiseaux et accuser d'incompétence crasse, de danger ambulant pour la médecine, de bon à rien n'ayant aucun sens des responsabilités ni aucun respect pour mes patients, etc. J'en passe, car il me faudrait un chapitre entier pour tout restituer. Que répondre ? J'avais tort. C'est la seule fois où l'ire ravageuse du professeur Huguenard m'a fait vaciller. Il n'y en aura jamais d'autres. Et nous n'en avons jamais reparlé.

Les tensions existant dans le service du professeur Huguenard n'étaient pas les seules. L'hôpital Henri-Mondor en connaissait d'autres, d'ordres politique et social. Les slogans de mai 68 criés depuis le haut des barricades de la rue Gay-Lussac, étaient encore dans tous les esprits. La moyenne d'âge dans ce CHU ultra-moderne était extrêmement basse et l'autorité de nos maîtres, telle que nous l'avions connue, sans cesse remise en cause. Cela dit, il y avait autant de « révolutionnaires » que de « réactionnaires ». Henri-Mondor était une sorte de mille-feuille explosif de gens très à droite et de gens très à gauche, situation se traduisant évidemment par une guerre d'influence et de pouvoir, envenimant quotidiennement la vie des services où il était plus souvent question de politique que de médecine, au risque de perdre de vue la raison d'être de notre profession : les malades.

Comme si cela n'avait pas suffi, à cet antagonisme s'ajoutait la rivalité entre les praticiens anesthésistes-réanimateurs chirurgicaux – dont j'étais – et ceux du service de réanimation médicale voisin. Les seconds ne voyaient les premiers que comme des « pousse-seringues » au bloc opératoire et des secouristes haut de gamme quand ils étaient avec le SAMU, n'hésitant pas, avec le plus profond mépris du haut de leur science supposée, à qualifier les anesthésistes-réanimateurs de « cowboys » de l'urgence. Il me faut préciser qu'à cette époque n'existaient que des anesthésistes œuvrant pour l'essentiel dans les blocs opératoires et les services de réanimation. L'urgentiste, lui, était encore une « espèce » en devenir, très loin d'être considéré comme un spécialiste à part entière, en butte, parfois, à la condescendance du reste du corps médical. Les choses allaient heureusement changer rapidement.

En attendant, je découvrais cet univers dans lequel, je dois le confesser, j'étais perdu, ne comprenant pas grand-chose à la façon de procéder. Cependant, si ce semestre s'annonçait difficile, je comprenais rapidement qu'il serait aussi extrêmement formateur.

Outre la réanimation chirurgicale, je me suis donc retrouvé de garde au Samu 94. Un Samu balbutiant au concept révolutionnaire : les médecins sortaient de leur enceinte hospitalière pour prodiguer leurs soins à des blessés souvent grièvement atteints. Un Samu balbutiant mais en plein essor, grâce à l'action opiniâtre du professeur Huguenard.

Nous ne disposions que de deux véhicules d'urgence, notamment une sorte de camping-car Fiat amélioré, équipé d'un matériel de réanimation qui, aujourd'hui, ferait sourire le premier secouriste venu. Il n'empêche, de nombreuses vies furent sauvées grâce à cette ARS – Ambulance de réanimation et de secours – et à toutes ses petites sœurs.

Je me permets d'ouvrir une courte parenthèse historique sur les Samu, avant de poursuivre mon récit. Leur histoire commence en 1956, à Paris, où fut créé le premier « service mobile de réanimation », à l'initiative du professeur Maurice Cara de l'hôpital Necker. La capitale était alors confrontée à une épidémie de poliomyélite et cette unité mobile fut utilisée pour transporter des patients sous assistance respiratoire. Dans les années qui suivirent, les Smur – Services mobiles d'urgence et de réanimation – firent leur apparition sur l'ensemble du territoire. L'une de leur mission principale était d'apporter des secours médicalisés aux accidentés de la route. Ce fut un succès. Rapidement, d'autres unités furent mises sur pied. Dix ans plus tard, en 1965, un décret interministériel créait officiellement les Smur, attachés aux hôpitaux. Il faudra attendre trois années supplémentaires pour qu'apparaisse ce mot de Samu, aujourd'hui passé dans le langage courant. Ces « Services d'aide médicale urgente », équipés d'un centre de régulation, avaient et ont toujours pour mission de coordonner l'activité des Smur. En 1974, c'est-à-dire l'année de mon arrivée à Henri-Mondor, des médecins généralistes libéraux participeront à cette activité de régulation médicale en complément des praticiens hospitaliers.

À l'époque n'existaient que deux numéros d'appel pour les urgences : le 17 pour la police et le 18 pour les pompiers. Celui du Samu, le 15, verra le jour en 1978. Enfin, en 1986, une loi sur l'aide médicale urgente des transports sanitaires donnait aux Samu une assise réglementaire. Depuis cette date, toute l'organisation française de l'aide médicale urgente s'articule autour des Samu dont la mission est d'assurer la coordination de la médecine pré-hospitalière. Il y a aujourd'hui une centaine de Samu, un par département, et environ 350 Smur.

Deux Samu exercent par ailleurs une activité de régulation médicale particulière : celui de Paris, qui régule les appels provenant des TGV et des avions d'Air France en vol, et celui de Toulouse qui régule les appels des navires en mer. Voilà, succinctement, ce que l'on doit savoir de cette épopée de l'urgence en France, s'étalant sur plus de cinquante années, et dont se sont inspirés de nombreux pays.

Je l'ai dit, en prenant mes gardes au Samu 94, j'étais un peu perdu. Pire, je ne comprenais rien ou pas grand-chose à ce que l'on faisait. Rien ne correspondait à ce que l'on m'avait appris ! Ce que je connaissais bien, c'était la cardiologie, à telle enseigne que le professeur Huguenard me demandera de dispenser de nombreux cours sur le sujet à l'ensemble de son service. Reste que je n'avais jamais vu de réanimation chirurgicale ni poly-traumatologique. Non moins déroutant fut de me retrouver face à des « malades » que je ne connaissais pas, des patients dont j'ignorais le passé médical et qu'il fallait parfois, et souvent même, arracher à la mort. Le plus surprenant est que, pendant six mois, je vais apprendre des techniques et des méthodes de réanimation que je ne maîtrisais pas vraiment, des recettes, en quelque sorte, que j'appliquais sans toujours en comprendre les bases physiologiques et physiopathologiques. J'avançais à tâtons, dans le brouillard, suivant aveuglément et bêtement la feuille de route sans savoir ce que j'étais en train de faire... C'était une autre époque. Vraiment. Une médecine d'urgence empirique. Ce n'était pas ce qu'on appelle aujourd'hui l'« *evidence-based medicine* », autrement dit une médecine basée sur des données scientifiques éprouvées, passées au crible des connaissances scientifiques et de l'expérimentation. Clairement, j'avais le sentiment de pratiquer de la réanimation de guerre !

La prise en charge d'un malade était toujours une épreuve délicate. Je ne surprendrai personne en précisant que l'un des moments les plus critiques pour un médecin est celui où il doit rendre son diagnostic, *a fortiori* lorsqu'il faut agir dans l'urgence ; cet instant où il doit identifier le mal, en traquer chaque signe, chaque symptôme, les évaluer et rendre son verdict. Verdict dont dépend l'avenir d'un homme ou d'une femme, d'un adulte ou d'un enfant que le destin vient de déposer entre vos mains. Quel pouvoir démesuré donné à un simple mortel fût-il le plus brillant des praticiens ! Plus que jamais j'en prendrai conscience lors de cette première partie de mon internat, aux côtés des équipes du Samu 94.

Oui, quel pouvoir et quelle responsabilité ! Or, à cette époque, nous n'avions pas de scanners ni d'échographies à notre disposition. Rien qui nous aurait permis d'établir un diagnostic rapide et sûr. Surtout pour le genre de patients dont nous héritions, majoritairement des polytraumatisés. Nous n'avions que la radiologie et quelques méthodes cliniques pour déceler fractures et lésions, avec la crainte permanente de laisser une quelconque complication échapper à notre examen. Aujourd'hui, le scanner a balayé ces incertitudes, nous livrant une partie des secrets du corps humain. Aussi, n'ai-je cessé d'admirer avec respect la capacité de décision de mes confrères du Samu 94, sachant combien chaque décision pouvait être lourde de conséquences.

Nous savons tous combien la vie est fragile, mais tant que nous n'avons pas été confronté à la mort, à la maladie, à l'accident, au handicap, cela ne reste finalement qu'une idée assez vague. De ce point de vue, passer plusieurs heures par jour dans un service d'urgence permet d'être confronté à cette réalité, à cette évidence que tout peut basculer en quelques secondes. Comme pour cet ouvrier, mon premier accidenté, tombé d'un échafaudage : lésion de la moelle épinière et en fauteuil roulant jusqu'à la fin de ses jours. Ou pour ce parachutiste dont le pépin ne s'était pas ouvert. Il avait eu la vie sauve grâce à un tas de fumier, mais il avait tout de même rétréci de quinze centimètres. Ou pour ce motard du Paris-Dakar, que l'on n'a pas pu sauver, victime d'un traumatisme crânien après avoir effectué un plongeon du haut d'une dune de sable… La liste est longue et ne cessera jamais de s'allonger.

Malgré toutes les questions que pouvait engendrer ma découverte de cet univers de l'urgence, j'avais néanmoins la certitude de vivre des instants uniques. J'avais pleinement conscience de partager une aventure avec des hommes et des femmes à l'âme de pionniers, voués à l'action, confrontés à une toute jeune discipline qu'il allait falloir débroussailler, comme on le fait à coups de machette dans une jungle impénétrable.

J'ai éprouvé une grande fierté d'appartenir à ces troupes de choc dont le but ultime ne manquait pas de grandeur puisqu'il s'agissait de sauver des vies. Nous étions dans l'action, pas vraiment dans la réflexion, avec à notre tête l'homme qu'il fallait à ce moment-là, « The right man at the right place », comme disent les anglais, pour aller au bout de cette aventure : le professeur Pierre Huguenard, homme de science mais aussi homme d'action par excellence, apte à prendre des décisions rapides, à commander des hommes et des femmes quoi qu'on ait pu reprocher à son caractère bouillonnant. Je ne crains pas de dire que j'ai admiré cet homme-là et vu en lui un chef, un vrai, à l'autorité sans faille. Car on avait envie de le suivre, d'aller de l'avant, avec lui. Il m'a durablement influencé et surtout démontré ce qu'était le sens des responsabilités. Je le confesse, je me sentais à part, comme si j'avais appartenu à une élite, et vivais comme un honneur de partager le quotidien de cette équipe. J'avais et j'ai toujours eu une très grande estime pour cet homme à la personnalité extraordinaire. Mon seul regret est de n'avoir jamais pu vraiment parler avec lui.

J'allais devoir quitter l'hôpital Henri-Mondor mais j'y reviendrai bientôt. En fait de semestre à hauts risques que l'on m'avait prédit, tout s'est bien passé et mieux encore. Médicalement parlant, le professeur Huguenard, associé à Henri Laborit, avait des théories extrêmement personnelles, basées sur ce qu'on appelait la « protection neuro-végétative ». C'était une école qui n'a pas perduré. Il s'agissait de protéger du stress par l'administration de médicaments à base de neuroleptiques et de morphiniques, théorie élaborée en Indochine pour le transport de blessés en état de choc. C'était une anesthésie extrêmement complexe, très lente. L'apparition de nouvelles molécules a balayé tout ça.

Ce semestre m'avait fait entrevoir un possible changement d'orientation. La chirurgie n'était plus ma priorité. Je venais de découvrir une autre façon de pratiquer ce métier, conquis me semblait-il par cette discipline transversale, permettant de tutoyer d'autres spécialités – comme la cardiologie ou la pneumologie –, sorte de médecine généraliste, pratiquée en période aiguë, mettant en œuvre des techniques complexes. À cela s'ajoutait ce sentiment extrêmement puissant de pouvoir sauver des malades que seul un fil ténu reliait encore à la vie, de l'empêcher de se tendre et de se briser. Ce combat contre le temps se calculant en minutes, parfois en secondes, satisfaisait par ailleurs mon goût pour l'action. Je pensais avoir trouvé ma voie. Cependant, je quittais « Papa Hôtel » et son équipe sans avoir pris aucune décision quant à ma carrière future.

Sur un air d'opéra

Antoine-Chantin. Inutile de chercher ce nom dans la liste des établissements de l'Assistance publique-Hôpitaux de Paris. Cet hôpital du XIVe arrondissement, qui jouxtait l'hôpital Broussais, a disparu à la fin des années 1970. Je vais y passer le deuxième semestre de mon internat. Cette ancienne clinique privée, réquisitionnée en 1940 par l'administration confrontée au manque de places, était un énorme bâtiment haut de trois étages. Là encore, je vais avoir la chance de côtoyer un personnage hors du commun.

Cet homme s'appelle Roger Rullière. Chef de service, cardiologue, clinicien de tout premier plan, affichant la cinquantaine fringante, cet agrégé et titulaire de la chaire d'histoire de la médecine, ne jouissait pas du titre de professeur, ayant opté pour le temps partiel, partageant donc son activité entre l'hôpital et son cabinet privé. Auteur de nombreux livres de cardiologie, ouvrages de référence formidablement didactiques, Roger Rullière avait ce don – somme toute assez rare – de savoir transmettre ses connaissances. Je l'ai vite compris. Dès les premiers instants passés à son contact, j'ai su que ce semestre me serait extrêmement bénéfique, d'une rare richesse. Et pas seulement sur le plan médical. Car outre l'amour que Roger Rullière vouait à sa spécialité, en particulier, et à l'histoire de la médecine en général, il nourrissait aussi une vraie passion pour l'opéra. Il avait installé une chaîne Hi-fi, impressionnante pour l'époque, dans son immense bureau. Le soir, il m'en confiait les clés et j'écoutais, parfois pendant des heures, les 33 tours en vinyle de chez Deutsche Gramophon s'alignant en rangs serrés dans sa discothèque. Grâce à lui, je deviendrai bientôt incollable sur le Bel Canto et me découvrirai un goût prononcé pour cet art, et plus largement pour la musique classique, profitant de sa culture immense autant qu'intarissable.

Cependant, la vie n'étant donc jamais un long fleuve tranquille, je découvrirai que cet homme, que je n'ai jamais cessé d'admirer et qui m'a ouvert des horizons que je ne soupçonnais pas, avait pour habitude de jeter son dévolu sur un interne... Je serai « l'heureux élu » ! Mais ayant moi-même un penchant plus que prononcé pour les femmes, il comprendra vite que le seul amour que nous pourrions partager serait celui de la médecine et, plus tard, de la musique. Situation d'autant plus inconfortable que c'est à Antoine-Chantin que je rencontrerai ma future épouse, déclenchant ainsi la jalousie féroce de mon chef de service. Il me faudrait faire avec.

J'étais loin, très loin, d'Henri-Mondor, du Samu 94 et des coups de gueule légendaires du professeur Huguenard…

Comme j'avais fait beaucoup de réanimation cardiologique, Roger Rullière me chargera d'ouvrir un secteur de soins intensifs en cardiologie. Il me donnera carte blanche. Ce qui était une aberration totale ! Non seulement, je n'étais qu'un jeune interne et en outre il n'y avait ni le personnel suffisant ni l'infrastructure adéquate pour mener à bien cette mission. Je devrai me contenter de la bonne volonté des gens…

Les urgences, en l'occurrence police secours, n'arrivaient pas à Antoine-Chantin mais à Broussais. Les internes de cet hôpital avaient pris pour habitude, fort mauvaise, d'ouvrir les portes du véhicule de police, de jeter un coup d'œil rapide à l'intérieur, et si le malade était un clochard, ou quelqu'autre pauvre type ramassé dans la rue, ils prononçaient le mot magique qui les en débarrasserait : « Antoine-Chantin ». En d'autres termes, les grands aristocrates de Broussais ne daignaient pas s'embarrasser des « rebuts » de la société. Au bout d'un certain temps, profondément agacé par cette attitude, et je dois le confesser devenu quelque peu caractériel au contact du professeur Huguenard, un soir, la moutarde m'est montée au nez. Prêt à en découdre, je suis parti à Broussais et j'ai coincé l'interne de service. Je l'ai attrapé par le revers de sa blouse en lui promettant mon poing dans la figure s'il m'envoyait encore un patient peu digne à ses yeux d'obtenir un lit à Broussais. J'obtiendrai gain de cause. Mais ma réputation de mauvais coucheur était en marche…

À ma décharge, il faut préciser que la somme de travail était telle que l'équilibre nerveux en prenait un coup. En période de vacances, il m'est arrivé de passer jusqu'à trois semaines d'affilée dans l'hôpital, jour et nuit, sans sortir !

Comme à Henri-Mondor, je dormais très souvent sur place, me couchant tard et me levant tôt, vers 7 heures du matin, quand le patron arrivait en hurlant à tue-tête des airs d'opéra résonnant dans tout l'hôpital ! J'ai connu des réveils plus agréables. Et quand je n'étais pas à Chantin, j'étais à Necker ou à Boucicault, pour d'autres gardes. Ma voiture était devenue une penderie ambulante ; j'avais rangé, ou plutôt entassé, mes affaires de rechange dans le coffre. Je n'étais jamais, ou rarement, chez moi. Et quand c'était le cas, je m'écroulais sur mon lit et dormais 24 heures d'affilée !

Les choses ont heureusement changé ; comme je l'ai déjà précisé, il existe aujourd'hui un repos de sécurité obligatoire : pour une nuit de garde, l'interne a droit à un jour de repos.

Avec cette fatigue s'accumulant au fil des jours, les relations avec le personnel hospitalier s'en ressentaient parfois. Je pense notamment à ces surveillantes qui ont depuis fort heureusement déserté les couloirs des hôpitaux. Pourquoi étaient-elles si souvent acariâtres ? Taillées pour la plupart comme des lanceuses de poids de l'ex-Allemagne de l'Est, ces cerbères en jupon étaient toutes affublées d'un éternel tablier et d'un voile sur lequel était épinglé leur grade. Mais leur véritable pouvoir résidait dans le trousseau de clés. Ah, le trousseau de clés ! Il était l'élément essentiel de la panoplie. Elles ne s'en séparaient jamais, gardant jalousement ce sésame ouvrant ici une armoire-forte ou une pharmacie. À tel point qu'un jour, j'ai failli perdre un malade, victime d'un arrêt cardiaque dans les étages. Il me fallait une bouteille d'oxygène. D'urgence, évidemment. Mais les dites bouteilles d'oxygène étaient soigneusement à l'abri, enfermées à double tour dans une armoire. Et pas de surveillante à l'horizon ! Pas de clé… J'ai cassé l'armoire à coups de pied, provoquant du même coup un joli scandale.

Non contentes de régner en maîtresses absolues, ces infirmières d'un autre âge, plus particulièrement les « adjudants-chefs », avaient pour habitude de terroriser les internes. Ce qui n'avait aucun effet sur moi et avait, au contraire, tendance à renforcer mon agressivité à leur encontre. Incidemment, le patient victime d'un arrêt cardiaque avait été sauvé et le chef de service me donnera entièrement raison d'avoir mis à mal l'autorité de la gardienne des clés et le mobilier de l'Assistance publique-Hôpitaux de Paris.

Je l'ai dit, c'est durant ce semestre que je suis tombé amoureux d'une des externes qui deviendra mon épouse. Nous nous arrangions pour partager les mêmes gardes. Elle dormait dans ma chambre et je faisais en sorte de mettre le réveil assez tôt pour ne pas être surpris par les vocalises matinales du patron. Évidemment, ce qui devait arriver est finalement arrivé. Un matin, après une nuit épuisante – nous nous étions couchés vers 5 heures –, je n'ai pas entendu la sonnerie du réveil. Et à 7 heures tapantes, un air de Bel canto montant du rez-de-chaussée est venu me percer les tympans. Nous nous trouvions au premier étage. Le temps de réagir, de me décider à me lever, et le patron frappait déjà à la porte. Je n'ai pas répondu, préférant, lâchement, fuir par la fenêtre, descendre le long d'une gouttière, sauter dans la cour et faire le tour de l'hôpital feignant de revenir des urgences. Je suis alors tombé sur le patron, pratiquement nez à nez. Pas dupe, Roger Rullière est alors entré dans une colère noire. « C'est pas vrai, a-t-il vociféré, tu étais avec cette salope ! » Ce furent ses propres mots. Le patron me fit une vraie scène de ménage, au beau milieu de l'hôpital, se moquant éperdument de qui pouvait l'entendre ou le voir. J'ai laissé passer l'orage. Après la pluie vient le beau temps…

En dépit de ces quelques accrochages, sans conséquence aucune, je jouissais d'une autonomie exceptionnelle s'accompagnant de lourdes responsabilités pour le jeune interne que j'étais. Chaque jour, à partir de 13 heures, j'étais seul maître à bord, seul médecin responsable dans l'hôpital. J'étais tout-puissant. Il n'y a pas d'autre mot. Confronté à cette situation, je découvrais plus tôt que prévu la difficulté de diriger une équipe, le poids de chaque décision et la signification exacte de cette expression : avoir le sens des responsabilités. À cet égard, mon passage chez le professeur Huguenard me fut sans aucun doute bénéfique.

Après quelques mois, Roger Rullière m'a proposé de signer avec lui un manuel de soins intensifs cardiologiques. Ce que j'ai accepté sans hésitation. J'avais toutes les connaissances requises et lui un esprit de concision hors pair, doublé d'une belle plume. Ce manuel, *ABC de soins intensifs cardiologiques*, est aujourd'hui absolument obsolète – les médicaments que nous citions n'existent même plus pour la plupart ! Pourtant il s'en vend encore quatre ou cinq par an... J'ai la dédicace de Roger Rullière sous les yeux : « À notre premier enfant, en espérant que nous en ferons d'autres. »

Ces six mois à Antoine Chantin s'écouleront à la vitesse de la lumière. À leur terme, j'ai définitivement abandonné l'idée de faire de la chirurgie. Ce sera la réanimation et l'anesthésie, les deux disciplines étant intimement liées. Je resterai toujours en contact avec Roger Rullière, jusqu'à sa mort, en 1998, à l'âge de 72 ans. Mon admiration pour cet homme n'a jamais faibli, autant pour sa culture inépuisable qu'il savait partager que pour sa capacité à enseigner, à transférer son savoir...

De nouveaux sentiers

– Qu'est-ce que tu as déjà fait dans ton internat ?

– Cardio à Chantin... Avant j'ai été à Mondor...

– Tu viens donc de chez Huguenard. Mais alors, qu'est-ce que tu viens foutre dans mon service ?

– Votre service est réputé comme extrêmement formateur... D'ailleurs, quand on vient de chez Huguenard, où faut-il aller ? Mon interlocuteur est le professeur Pierre Viars, chef du service d'anesthésie-réanimation chirurgicale de la Pitié-Salpêtrière. « Le » service que j'aurais dû choisir pour le premier semestre de mon internat. Le professeur Viars réfléchit un long moment avant de répondre à ma question.

– Je ne sais pas, finit-il par dire. Peut-être chez Cara[4]... Il m'explique alors que si je voulais avoir de l'avenir dans son service, il me faudrait y faire un deuxième semestre. Mais il

4. *Cf.* page 51.

tenait le même discours à tous les internes. On m'avait prévenu. Je ne le verrai qu'à deux reprises. À mon arrivée et à mon départ. On ne gagne pas à tous les coups ; mes rapports avec le professeur Viars sont à ranger dans la colonne pertes et profits… côté pertes. Cela n'eut aucune espèce d'importance, car je devais trouver un maître, un autre – comme quoi la faculté regorge de ressources inépuisables –, en la personne de Paul Glaser. Cet agrégé était un homme rare dans ces hautes sphères de la médecine, univers trop souvent sans pitié, là où l'on devrait pourtant en trouver un peu plus. Fondamentalement gentil, se comportant avec une élégance de gentleman, Paul Glaser était chargé de la réanimation chirurgicale et affichait une connaissance éblouissante de la physiologie[5], étant par ailleurs doué d'un sens didactique remarquable.

J'ai donc passé six mois au pavillon Gaston-Cordier de la Pitié-Salpêtrière. Six mois en réanimation chirurgicale et polytraumatologique. Six mois plus paisibles, sans faits marquants, au cours desquels j'acquerrai des bases scientifiques m'ayant fait défaut chez le professeur Huguenard.

Fin du semestre. Deuxième et ultime rencontre avec le professeur Viars. Décidément le courant ne passera jamais.

– Tu restes dans mon service ? me demande-t-il.

– Non, je ne vais pas rester, dis-je, un peu par provocation. Je retourne chez Pierre Huguenard.

– Ça, tu vois, me glisse t-il en forme d'avertissement, un jour, tu te souviendras de cette connerie… Je reste de marbre. Peut-être a-t-il raison. Peut-être pas. En attendant, j'étais très heureux de retrouver les troupes de choc de l'hôpital de Créteil.

D'emblée, j'ai renoué avec l'ambiance du Samu 94 et des urgences que j'avais tellement appréciée, d'autant que cette fois,

5. La physiologie étudie le rôle, le fonctionnement et l'organisation mécanique, physique et biochimique des organismes vivants et de leurs composants : tissus, organes, cellules, etc. La physiologie étudie également les relations existant entre un organisme vivant et son environnement. La physiologie est une discipline voisine de la morphologie et de la l'anatomie.

je n'étais plus perdu comme un oiseau tombé du nid, mettant en pratique ce que je venais d'apprendre à la Pitié-Salpêtrière.

Mes relations avec le professeur Huguenard sortiront renforcées de ce deuxième passage à Henri-Mondor, relations que je qualifierais de viriles, faites d'estime et de respect réciproques. Il me tutoie. Je le vouvoie. Je n'essuierai plus les foudres de ce grand patron qui évoque maintenant mon avenir, espérant faire de moi un chef de clinique et – pourquoi pas ? –, me nommer professeur. Malheureusement, il y a fort peu de chances que cela puisse se réaliser un jour. Ce que l'on dit des assistants du professeur Huguenard, qui ne seraient pas promis à un brillant avenir, semble une réalité. En effet, aucun n'a jamais été nommé professeur. J'ai de l'ambition et je ne m'en cache pas : rester chef de clinique chez Pierre Huguenard reviendrait à y renoncer.

Néanmoins, je resterai six mois de plus à Créteil. Je changerai d'étage et serai chargé de la réanimation post-opératoire dans le service de cardiologie vasculaire, dirigé par le professeur Jean-Jacques Gallais. C'était une nouvelle responsabilité et je m'y sentirai à l'aise, comprenant alors que je progresse dans ma spécialité.

Ce ne sera pas mon dernier séjour dans cet hôpital où de nouveaux horizons se sont ouverts à moi, où j'ai découvert ma voie dans cette discipline à laquelle j'allais beaucoup donner dans les trente années suivantes, étant entendu qu'elle allait aussi beaucoup m'apporter. Mais je ne savais pas encore combien la route serait longue et surtout sinueuse.

Mon père spirituel

La vie, jusqu'alors, n'avait pas été avare ; je ne pouvais que louer sa prodigalité à mon égard. N'avais-je pas croisé d'extraordinaires personnages et n'avais-je pas déjà pris plus que ma part de savoir à leur contact ? Pourtant, j'allais encore être gâté par le destin, moi Le Petit Chose, qui avait poussé comme une herbe folle dans les rues de Paris. Elle était loin l'école buissonnière. Il était loin le cimetière de Pantin et sa fosse commune…

Bientôt, j'allais rencontrer celui que je considère comme mon père spirituel. À 62 ans, je le consulte encore régulièrement dès qu'une question me taraude. Je sais que je trouverai toujours la réponse auprès de lui. C'est un ancrage. Il est le socle sur lequel je n'ai jamais cessé de prendre appui et qui m'a aidé, ô combien, à grandir.

C'est à l'hôpital Laennec, aujourd'hui lui aussi disparu, que je ferai la connaissance du professeur Philippe Even, car c'est de lui dont il s'agit. Lorsque je le rencontre pour la première fois, il dirige le service de pneumologie comportant une unité de réanimation respiratoire. L'empathie est immédiate et, j'ose le croire, réciproque. Cet homme, descendant d'une dynastie de pneumologues, appartient à l'aristocratie médicale et incarne ce que je pense être l'image idéale du professeur de médecine, du maître détenteur du savoir ; c'est-à-dire à la fois un praticien de haut-vol et un homme de grande culture doublé d'un humaniste sincère. Philippe Even est tout cela et même encore plus que cela. Pourfendeur des idées reçues, adepte du franc-parler, réputé pour ses prises de position originales, notamment à l'encontre de l'industrie pharmaceutique et des pouvoirs publics, Philippe Even est un infatigable agitateur d'idées dont le cynisme, savamment dosé, a toujours été extraordinairement constructif. Impossible à son contact, de ne pas avancer. L'immobilisme est un mot banni de son vocabulaire. Je ne pouvais que m'entendre avec un tel personnage. Chaque jour, je mesure ma chance de l'avoir rencontré, succombant à son charme, prêt à mûrir dans son ombre.

Nous sommes en 1977. Je n'étais alors qu'une pièce de bois brut, il fallait un charpentier de génie pour me dégrossir. Je ne remercierai jamais assez Philippe Even d'avoir endossé ce rôle. Sans lui, ma carrière eut été toute différente. Je ne suis pas devenu seulement un meilleur médecin grâce à lui, mais aussi un homme meilleur, ce qui à mes yeux n'a pas de prix.

Deux mots sur la carrière de Philippe Even, en tout point exemplaire. Spécialiste des maladies respiratoires, il a collaboré au Cercle d'études cliniques et biologiques de Jean Hamburger et Jean Bernard – deux autres grands noms de la médecine –, avant d'être nommé professeur, en 1966, à 35 ans, et chef du service de pneumologie de l'hôpital Laennec. Doyen de l'hôpital Necker-Enfants malades entre 1988 et 2000, professeur émérite à l'Université Paris-Descartes, président de l'Institut Necker, Philippe Even a participé à de nombreuses commissions scientifiques de l'INSERM et du ministère de la Santé. Il représentera également la France à Bruxelles et sera chargé de plusieurs missions scientifiques aux États-Unis.

Auteur d'une centaine de publications scientifiques internationales et de plusieurs ouvrages, Philippe Even est donc une personnalité reconnue, ô combien, du monde médical et scientifique. Cela ne l'a jamais empêché, je l'ai dit, de pourfendre les idées reçues. Et Dieu sait qu'elles pullulent, ne rencontrant que trop rarement des esprits critiques ayant suffisamment de lucidité et de courage pour les mettre à mal.

Ainsi, Philippe Even se fera remarquer en s'élevant contre les campagnes antitabac, estimant qu'elles se fondent trop souvent sur des mensonges, comme le danger du tabagisme passif, inexistant selon lui, aucune étude sérieuse n'ayant jamais étayé cette affirmation. Les arguments utilisés seraient en fait destinés à mobiliser les non-fumeurs pour tenter de culpabiliser les fumeurs, en biaisant la réalité ! Je cite cet exemple, car il illustre parfaitement la liberté de ton dont est capable Philippe Even. C'est tout à son honneur. Je le dis d'autant plus aisément que j'en ferai les frais, d'une certaine façon, quelques années plus tard quand il publiera son brûlot sur l'Hôpital européen Georges-Pompidou. J'y reviendrai en détail.

Les derniers mandarins

Revenons à Laennec. À nouveau, je vais travailler comme un forçat pendant six mois, jour et nuit. Comme tous les membres de l'équipe du professeur Even. Le patron est omniprésent, disponible 24 heures sur 24, joignable à toute heure. Chacun jouit d'une très grande indépendance, sans jamais pour autant travailler dans la solitude. Bien au contraire. Philippe Even me donne carte blanche. Je me sens investi d'une mission, ce qui a pour conséquence de faire disparaître la notion de contrainte et amplifie le désir profond de ne pas décevoir cette confiance qu'il met en moi comme en chacun de ses collaborateurs. J'épouse ce service. L'émulation intellectuelle est permanente et les échanges quotidiens. Nous passons des heures à discuter des malades, sur la meilleure façon de les soigner, bien sûr, mais aussi de les appréhender, de les comprendre, avant de partir dans des digressions médicales, physiologiques, philosophiques, littéraires ou musicales… Je vis des heures d'une richesse incomparable. Je ne soupçonnais même pas que cela pût exister. Philippe Even ne se borne pas à former des médecins mais aussi des hommes. Son intelligence est de nous faire comprendre que notre savoir, notre science, ne sera jamais grand-chose si nous n'y injectons pas une dose suffisante d'humanisme.

Sur ses conseils, je referai un passage à Henri-Mondor, mais pas sous la houlette de « Papa Hôtel ». J'ai eu en effet la chance d'être accepté chez Maurice Rapin, un des pionniers de la réanimation médicale. Encore un médecin doublé d'un intellectuel de haut vol, un mandarin comme il n'en existait déjà plus beaucoup, la soixantaine toujours élégante, un grand seigneur, jamais un mot plus haut que l'autre, doué d'un esprit de synthèse étonnant, s'exprimant dans un français remarquable, sans ostentation mais précis, ciselé. Quand on lui présentait un malade en trente phrases, il les résumait en dix mots et tout devenait d'une limpidité confondante.

Outre ses compétences scientifiques et médicales, on se souviendra aussi de Maurice Rapin pour sa réflexion sur l'éthique médicale. Ce n'est pas un hasard si un prix, décerné chaque année, porte aujourd'hui son nom. J'ai retrouvé, sur le site de l'INA[6], un entretien réalisé par Jacques Chancel, en 1980, dans la fameuse émission *Radioscopie*, diffusée sur France Inter. Tout l'homme que j'ai connu est là, portant sa réflexion sur notre métier bien au-delà de sa pratique quotidienne, annonçant avec une acuité surprenante ce qu'allait devenir notre rôle dans la société future. Celle d'aujourd'hui, donc. Il ne s'était pas trompé. C'était il y a presque trente ans. Évoquant les progrès techniques et le rôle grandissant de la technologie dans la médecine, il expliquait que « l'homme malade », mieux informé, mieux instruit, serait plus exigeant : « (...) Ne trouvant plus ailleurs – dans le confessionnal ou sur le bord du lavoir – le moyen de communiquer, il cherchera auprès de son médecin ce charisme humain (...). Le médecin sera l'interface entre l'homme et la machine. Il faudra qu'il soit de plus en plus à l'écoute de l'homme, qu'il sache l'écouter (...). Une double dimension qui va rendre le métier de médecin de plus en plus difficile et il faudra choisir chez les candidats ceux qui sont tout à la fois capables de vivre en bonne harmonie avec la machine, mais aussi de vivre en bonne harmonie et efficacement auprès du patient ». Toujours au cours de cette émission avec Jacques Chancel, il a cette phrase que je l'ai souvent entendu répéter et que j'ai fait mienne : « La fin dernière du médecin est l'homme, l'homme malade, le patient qui se confie ; c'est une chose qu'il ne faut jamais

6. INA : Institut national de l'audiovisuel.

perdre de vue ». Pourquoi n'a-t-on pas encore affiché cette phrase au fronton de nos hôpitaux ou de nos dispensaires ?

Il me restait six mois à accomplir pour achever mon internat. Je les passerai dans le service de réanimation cardiologique du professeur Jean Di Matteo, à l'hôpital Necker. Un mandarin lui aussi, plus vrai que nature, régnant sans partage et avec un détachement tout aristocratique sur ses terres.

Jean Di Matteo était âgé de 65 ans. Il n'apparaissait qu'une seule et unique fois par semaine dans chaque salle de son service. Cette visite hebdomadaire répondait à un cérémonial qui ferait sourire plus d'un interne du IIIe millénaire. Il y avait d'abord le chariot avec sa pile de dossiers, ceux des patients, suivi d'une cohorte de blouses blanches : chef de clinique, internes, infirmières, aides-soignantes sans oublier l'incontournable surveillante générale, veillant jalousement sur son pré-carré. Que tout cela me paraît loin !

Nous en étions encore à la cardiologie du stéthoscope. L'interne pouvait se voir poser une question sur l'auscultation de la valve mitrale et la nature du souffle que l'on pouvait entendre, trahissant telle ou telle pathologie : le timbre du souffle, son intensité, son irradiation, etc. Aujourd'hui, il suffit d'une simple échographie et d'un coup d'un seul on voit l'insuffisance mitrale et son importance. S'il y avait le stéthoscope, il y avait aussi l'auscultation médiate, autrement dit l'oreille posée sur le thorax du patient. Se déroulait alors un rituel décidément d'un autre âge. Lorsque le patron émettait le vœu d'ausculter un patient selon cette méthode, une infirmière attrapait une pochette renfermant une serviette blanche, ceinte d'un ruban rouge qu'elle dénouait avant de déplier la serviette qu'elle posait sur le dos du malade ! Personne n'aurait osé esquisser le plus petit sourire, même si nous étions quelques-uns à être conscients d'assister à l'une des dernières scènes du genre. Pour ceux qui voudraient avoir une petite idée de ce que pouvaient être l'un de ces derniers « mandarins », je leur conseille de voir ou revoir *Un Grand patron*, ce film datant de 1951, avec Pierre Fresnay incarnant un professeur, pionnier de la greffe de rein. L'ambiance, les personnages y sont rendus avec une extrême fidélité.

Que dire du respect de l'interne à l'égard de cette effigie ? Cela aussi, et fort heureusement, a changé. Aujourd'hui le respect naît de l'implication, de la compétence et de la capacité à transmettre. Hier il était d'ordre purement hiérarchique. Entre-temps, il y a eu une révolution, celle de 1968, au cours de laquelle certains de ces mandarins ont été séquestrés ! Ce milieu, plus que d'autres, n'avait pas évolué depuis le XVIIIe siècle. Un grand patron comme Jean Di Matteo, était né dans les années 1910 et était encore, d'une certaine manière, un homme du XIXe siècle. Et en ce temps-là, quand le patron d'un grand service arrivait avec son fiacre dans la cour de l'hôpital Laennec, on sonnait la cloche…

On est évidemment loin de cette ambiance dans le service de Philippe Even, à Laennec, où je suis revenu et ai été nommé chef de clinique. J'ai 30 ans. J'ai fini mon internat. Que l'on me pardonne cette expression triviale mais, pendant les deux années qui vont suivre, je m'éclate ! Mon bureau était à côté de celui du patron. Nous parlions de tout ; médecine, musique, cigares… Je n'étais jamais chez moi. Cela devenait une habitude, à cette différence que désormais j'étais marié et père d'un petit garçon. Cela ne m'a pas empêché d'installer un lit dans mon bureau. Il n'y avait pas de frontière entre ma vie privée et ma vie professionnelle. En réalité, je n'avais pas vraiment de vie privée. Comme aujourd'hui, ma vie c'était mon métier auquel je donnais tout, sans me poser la moindre question. C'est ainsi. Je n'ai jamais conçu de le pratiquer autrement. Je m'y épanouis totalement et à cent pour cent. Résultat, mon mariage va rapidement battre de l'aile et se conclure par un divorce.

Si cette période de ma vie fut d'une richesse incroyable

grâce à mes relations avec Philippe Even, elle le fut, aussi, grâce au grand nombre de malades que je voyais quotidiennement en consultation. Jusqu'alors, je n'avais que peu de rapports intimes avec les patients. Désormais, j'entrais pleinement dans mon rôle de médecin. Le patient, « l'homme malade », comme le disait le professeur Rapin, n'était plus un anonyme. Je ne soignais plus des inconnus. Je devenais même, parfois, un soutien pour ceux que la maladie plongeait dans l'angoisse ou dans un sentiment d'abandon. J'entrais dans l'intimité des gens. À mon tour, j'apprendrai à écouter, devant m'adapter à la personnalité de chacun. Parfois, les échanges allaient même bien au-delà de la simple conversation entre un patient et son médecin. Ce sera le cas avec l'ancien secrétaire de Sacha Guitry. Pour cinq minutes de consultation, nous passions trois quarts d'heure à discuter de tout et de rien. Il faut dire que cet homme avait un extraordinaire don de conteur. J'aurais pu l'écouter pendant des heures. Lecteur chez un grand éditeur, il arrivait régulièrement avec des piles de livres qui venaient enrichir la bibliothèque du service. Bref, bien que menant – presque – une vie de reclus, j'avais le sentiment de n'avoir jamais été plus ouvert sur le monde.

Période marquante aussi, médicalement et scientifiquement. Nous étions au tout début des années 1980. Nous avions de nombreux patients atteints d'infections pulmonaires singulières, comme s'ils avaient été immunodéprimés, c'est-à-dire développant des germes très particuliers et inhabituels. Y a-t-il pire situation pour un médecin que d'être confronté à l'inconnu ? De ne pas être capable de combattre la maladie, d'atténuer la souffrance ? Et effectivement, nous étions face à l'inconnu, prisonniers de notre ignorance, alors que les cas se multipliaient. Nous craignions une épidémie sans pouvoir l'identifier. Nous n'étions pas les seuls, à Laennec, à être dans cette situation. Et la communauté médicale, comme on dit, finit par s'en inquiéter. Les premières hypothèses firent leur apparition dans la littérature scientifique. L'une d'elles, qui nous semblait alors la plus sérieuse, évoquait l'utilisation des fameux « poppers » dans la communauté homosexuelle. Ces petites fioles, vendues notamment dans les sex-shops, contenaient du nitrite d'amyle, un vasodilatateur utilisé à l'origine comme médicament dans certaines affections cardiaques. Mais ce produit, qu'il suffisait d'inhaler, fut assez rapidement détourné pour devenir une drogue très recherchée pour ses effets secondaires pouvant avoir une application lors des relations sexuelles. Nous étions loin de la vérité. Il faudra attendre 1983 pour découvrir, enfin, ce mal mystérieux que nous connaissons aujourd'hui sous le nom de Sida.

Bien que pleinement satisfait par mon travail dans le service de Philippe Even, je n'oubliais pas pour autant mon objectif : décrocher mon bâton de maréchal, être nommé professeur. Pour cela, il me fallait « exister » ; « *Publish or perish* », « Publier ou disparaître », selon le vieil adage bien connu dans notre milieu. Alors, j'ai publié des articles, des études dans nombre de revues scientifiques, travaillant d'arrache-pied, sachant que je n'avais d'autre choix si je voulais atteindre mon objectif. Cependant, un obstacle devait se dresser devant moi. Pour être professeur, il faut être coopté, soutenu par un autre patron. Or malheureusement, ce ne pourra pas être Philippe Even. Il a déjà donné sa parole à un autre de ses élèves. C'est la règle du jeu. Je m'y suis plié. Conséquence, je devrai à mon grand regret quitter Laennec. C'est pour cette raison que je n'y suis resté que deux ans, avant de partir à Necker rejoindre le service d'anesthésie-réanimation du professeur Maurice Cara, lequel m'a envoyé à Boucicaut, l'une des antennes de Necker. Boucicaut… où l'on n'avait pas envie de me voir débarquer ! J'avais une mauvaise réputation. Une réputation de « caractériel », de personnage autoritaire, voire un tantinet violent, toujours sur le dos des gens. On m'a donc conseillé de faire preuve de la plus extrême modestie – ce qui, je l'ai dit, n'a jamais été mon fort – pour me refaire une virginité. Bref, ma carrière hospitalière était à ce prix : inverser la vapeur. Mais j'étais prêt. Prêt à expier, prêt pour six mois de purgatoire avant la « vision béatifique ». J'étais loin, cependant, de me douter que ce semestre allait se transformer en quatre longues années…

Quatre ans ! Je ne vais plus faire que du bloc opératoire. J'abandonnai la réanimation pour l'anesthésie. La réanimation, je le rappelle, était encore et toujours considérée comme une sous-discipline. Dans ces conditions, briguer le titre de professeur en m'entêtant dans cette voie aurait été stupide. Je n'avais pas d'autre choix. Je ferai semblant de découvrir ce que j'avais enseigné aux autres, en faisant preuve d'humilité, en évitant les débordements. Il me fallait démontrer que j'étais un anesthésiste, que je le prouve, au prix – on me passera l'expression – d'avaler des couleuvres. Ce ne sera pas simple. J'étais le mouton noir, le réanimateur qui faisait de l'anesthésie pour la galerie et que l'on voulait installer au forceps dans cette spécialité.

Je me dois de préciser, qu'entre-temps, j'ai commis un crime de lèse-majesté qui allait me coûter cher. J'étais jeune et avais toutes les peines du monde à tenir ma langue, par fierté ou par orgueil. Je disais, trop souvent, ce que je pensais. J'avais alors le chic pour me mettre dans des situations complexes. Je ne brillais pas par mon sens du compromis…

À l'époque, il y avait deux écoles rivales dans notre discipline. D'un côté, celle de Pierre Viars, de la Pitié-Salpêtrière. De l'autre, celle de Jean-Marie Desmonts, chef du service anesthésie-réanimation de l'hôpital Bichat. Je connaissais à peine le premier et pas du tout le second, sinon, bien sûr, de réputation. Un jour, celui-ci me convoque. Il me fait une proposition alléchante : « J'ai un élève que je veux nommer professeur, me dit le professeur Desmonts. Je vais avoir un poste, mais il est trop jeune. Je vous propose donc de venir deux ans dans mon service, au terme desquels je vous nommerai sur le poste, à condition que Necker s'engage à vous récupérer, relibérant du coup le poste pour mon élève, qui sera alors en âge de le briguer. » Oui, une proposition alléchante. Une aubaine... que je vais refuser, craignant d'être coupé de mes racines. Je n'ai pas envie d'aller à Bichat dans un but purement tactique. Je dis non à l'homme auquel il ne fallait pas dire non. Il ne me le pardonnera pas. Aujourd'hui encore, il m'en veut. C'est ainsi. Je ne regrette pas cette décision, tout en sachant que si je l'avais acceptée, cela aurait changé toute ma carrière. Jean-Marie Desmonts était un homme puissant qui allait accumuler tous les pouvoirs. Alors président de Société française d'anesthésie-réanimation, il était aussi et surtout membre du Conseil national des universités, l'instance chargée de se prononcer sur le recrutement et la carrière des professeurs des universités. Je devrai patienter dix ans avant d'être nommé professeur, en 1990.

Je m'ennuierai énormément à Boucicaut, entrecoupant de longues et fastidieuses journées de travail par des passages fréquents dans le bureau de Philippe Even à Laennec, où les conversations que nous avions étaient autant de respirations salutaires pour mon équilibre.

Je m'ennuierai mais rentrerai dans le rang. J'ai toujours eu peur de m'ennuyer. Je crains l'ennui plus que tout. J'ai un besoin vital d'être dans l'action, dans le mouvement au risque de m'éteindre. « Seuls les saints et les poètes ne s'ennuient jamais », à écrit Cioran. Et je ne suis ni l'un ni l'autre.

III

Le corbeau de Vientiane

Je dois confesser qu'avant Boucicaut, je n'avais guère eu le temps de subir les affres de l'ennui, découvrant même le parfum de l'aventure. Oui, l'aventure, à l'autre bout du monde ! Mon goût pour l'action en a été comblé. J'ai vécu des heures palpitantes et même historiques…

L'autre bout du monde, en l'occurrence le Laos. Nous sommes en 1978. Dois-je préciser que je ne me préoccupais guère de géopolitique, happé par l'internat, les gardes et les études ? À raison de 15 heures par jour et plus, mon horizon se bornait aux couloirs des hôpitaux. Aussi, lorsque l'un de mes collègues, un vieux chef de clinique, cardiologue émérite, m'a demandé de l'accompagner à Vientiane, ai-je dit oui, sans presque réfléchir, avant même qu'il m'expose les raisons de ce déplacement.

Le sud-est asiatique vivait encore des heures difficiles. Les Américains avaient plié bagages, la guerre du Vietnam était terminée, cependant la région tardait à retrouver une stabilité politique. Les Vietnamiens pansaient leurs plaies alors que les Khmers rouges transformaient le Cambodge en un immense camp de concentration et les rizières en charniers. De même, le Laos, sans fenêtre maritime, coincé entre la Birmanie et la

Chine au nord, la Thaïlande à l'Ouest, le Cambodge au sud et le Vietnam à l'est, vivait des heures difficiles.

Les communistes du Pathet Lao étaient au pouvoir, à Vientiane, depuis 1975, avec à leur tête le prince Souphanouvong, le « Prince rouge », dont les origines n'avaient pas empêché la disparition d'une partie de la famille royale dans des camps d'internement. L'un des rares rescapés de cette purge, le prince Souvanna Phouma, demi-frère du Prince rouge, ancien Premier ministre, monarchiste et pro-américain, avait été renversé après une éphémère coalition avec le Pathet Lao et avait hérité d'un poste de conseiller dans le nouveau gouvernement. Et c'est au chevet de cet homme-là que nous allons nous rendre.

Le prince Souvanna Phouma avait été victime d'un infarctus du myocarde. Ne pouvant recevoir les soins appropriés sur place, son entourage avait émis le souhait de le faire hospitaliser en France. Outre un cardiologue, l'évacuation supposait la présence d'un réanimateur. Raison pour laquelle mon collègue cardiologue m'avait demandé de partir avec lui.

Vientiane. La ville s'étend le long du Mékong, face à la Thaïlande. Tous ces noms me font rêver, moi qui n'avais pas ou peu voyagé, en tout cas jamais aussi loin. Nous n'aurons malheureusement pas le temps de visiter cette capitale chargée d'histoire. Je ne verrai pas ses temples. Tout juste apercevrai-je le fameux Patouxai, ce monument érigé en 1958 à la mémoire des victimes de la guerre du Laos. Une anecdote raconte qu'il fut terminé en 1962 avec le ciment fourni par les Américains pour la construction de l'aéroport, d'où son surnom de « piste verticale ». Il a un faux air de notre Arc de Triomphe, le Patouxai. Il s'élève d'ailleurs à l'extrémité d'une avenue qu'on appelle là-bas les Champs-Élysées de Vientiane.

On nous a logés à l'Ambassade de France. Après un briefing rapide sur la situation politique locale et celle particulière de Souvanna Phouma, mais aussi sur les relations diplomatiques entre la France et le Laos, nous rejoindrons le prince en son palais. S'il avait suffi de le soigner et de le rapatrier, cela aurait été assez simple, mais aux impératifs médicaux s'ajoutaient des considérations politiques et religieuses. En outre, mon collègue cardiologue, une fois sa consultation achevée, me laissera seul sur place.

J'ai passé mon temps à négocier. D'abord avec le prince, auquel j'ai dû expliquer les contraintes d'un tel voyage et les obligations auxquelles il devrait se soumettre. Mais son éducation et sa position semblaient lui avoir ôté toute capacité à accepter la moindre recommandation, probablement ressentie comme un ordre. Le prince qu'il était ne pouvait obéir à un petit médecin, français de surcroît ! Chacun de mes conseils se voyait opposer un refus catégorique. « Non » est l'adverbe que j'ai probablement le plus entendu pendant ce séjour. Ma patience a toujours eu des limites, même avec les grands de ce monde. C'est donc vers l'entourage du prince Souvanna Phouma que je me suis tourné pour mettre au point les modalités de notre périple. Et quelles modalités !

Le temps pressait, je ne pouvais pas m'éterniser à Vientiane, autant à cause de la santé du malade que de mes obligations professionnelles. Outre l'aspect purement médical, il fallait respecter un protocole pointilleux pour le départ. Il fallait, par exemple, que « tous » les représentants du gouvernement soient présents sur le tarmac ainsi que ceux des deux partis au pouvoir. Il fallait aussi la présence des bonzes et une prière spéciale avant de quitter le sol national. Sans cette prière, pas d'autorisation.

J'avais imaginé, un peu naïvement, que mon patient arriverait au pied de la passerelle en ambulance, avant d'être hissé à bord à l'aide d'une civière. Cela m'a été refusé ! J'ai eu beau expliquer que c'était aller droit au suicide – surtout avec la chaleur qui régnait –, que le prince Souvanna Phouma avait été victime d'un infarctus du myocarde, qu'il était âgé de 77 ans et que le moindre effort pouvait lui être fatal… mais personne n'a voulu m'écouter. Alors, je n'ai pas hésité à hausser le ton, à menacer de rendre ma blouse sous les yeux horrifiés du protocole et des diplomates français. Nouvelles négociations. J'ai demandé à ce que le prince soit, au moins, véhiculé jusqu'au pied de l'avion et, qu'à l'extrême limite, il monte à pied. J'ai finalement eu gain de cause… après avoir négocié une journée entière ! Et je n'étais pas au bout de mes peines.

Tout est en place. Le tarmac de l'aéroport de Vientiane est noir de monde. La caravelle du GLAM[1], gracieusement prêtée par la République française, attend son illustre passager et sa suite. Le ban et l'arrière-ban de tout ce qui compte au Laos est présent. Tradition oblige, un prince ne peut quitter le pays sans ce cérémonial. Et la tradition est respectée. Cela n'empêche pas une certaine tension entre, d'un côté, les hommes en noir du Pathet Lao, kalachnikov en bandoulière et, de l'autre, les soldats en uniformes traditionnels, chatoyants sous le soleil de plomb. Je n'ai qu'une hâte : qu'on en finisse, que mon patient arrive sans accroc à bord de la Caravelle et que je puisse l'installer et brancher mes appareils.

Nous sommes au pied de la passerelle. Je respire… mais un peu trop vite, car un événement que je peux vraiment qualifier d'imprévu se produit : un corbeau s'est posé sur la queue de l'avion. Je n'y ai d'abord prêté aucune attention. Contrairement aux bonzes. À leurs yeux, ce corbeau, c'est un mauvais présage ! Ils refusent de laisser partir Souvanna Phouma. Je craque. Je me fâche… et je négocie. Que préfère-t-on : laisser le prince ici et le condamner à mort ou bien le faire embarquer et le soigner ? Les bonzes finiront par lever leur

1. Groupement de liaisons aériennes ministérielles

interdiction. Entre-temps, le corbeau a décidé de me donner un coup de patte en disparaissant.

La Caravelle n'étant pas un avion long-courrier, il nous faudra donc plusieurs escales ; la première à Bombay, puis à Calcutta et enfin au Caire, où je me demanderai si, finalement, le corbeau ne nous a pas joué un mauvais tour et si les bonzes avaient peut-être raison de se méfier…

Il fait chaud au pays des pyramides. Pas loin de 50 degrés à l'ombre sur la piste. On laisse tourner les moteurs pour avoir de l'air frais. Bientôt, nous repartons. Un décollage sans histoire. Quinze minutes plus tard, il en va tout autrement. L'équipage vient nous voir. Rien ne va plus : un réacteur a rendu l'âme et l'autre donne des signes de faiblesse ! On retourne au Caire, chacun en position de sécurité ; plus de chaussures aux pieds, plus de lunettes sur le nez, pour ceux qui en ont, et un oreiller bien calé sur le ventre, ceinture bouclée. Je m'inquiète pour mon patient, l'émotion est à son comble et il peut faire un infarctus. Bien que je sois équipé, une réanimation dans ces conditions serait de la haute voltige. Cependant, le prince Souvanna Phouma affiche une sérénité et un calme que je lui envie. Je crois avoir compris ce jour-là la signification du mot zen. En ce qui me concerne, je n'en mène pas large, me demandant si ma dernière heure a sonné. Après tout, mourir ici ou ailleurs. Cela dit, je me trouve encore un peu jeune…

Le bruit des turbines du seul réacteur encore en marche me dit que tout n'est pas perdu. Tant qu'il y a du bruit, il y a de l'espoir et tant qu'il y a de l'espoir… Nous avons donc une chance de rejoindre le Caire et de nous poser sans trop de bobos. Et puis, le steward, en l'occurrence le « mécanicien sécurité cabine », ainsi qu'ils sont nommés dans l'armée de l'air, nous a expliqué que la Caravelle a la particularité de pouvoir planer en cas de panne de ses deux moteurs. Me voilà rassuré… enfin presque.

À l'approche du Caire, quand l'avion amorce sa descente, un silence épais règne dans la cabine ; malgré les turbines et les multiples cliquetis, malgré les gémissements des tôles et des sièges, malgré la sortie du train d'atterrissage et des aérofreins... Et puis les pneus touchent, enfin, le goudron surchauffé de la piste d'Héliopolis, sans autre incident. J'ai eu envie d'embrasser le commandant de bord. Encore mille mercis à l'habilité et au sang-froid des pilotes de l'armée de l'air !

Nous resterons plus d'une quinzaine d'heures dans la carlingue chauffée à blanc. Si le prince a toujours affiché le même calme, je suis quant à moi très inquiet, non seulement pour mon patient – sachant que la chaleur est un élément aggravant pour un cardiaque –, mais aussi pour mes appareils dont les batteries demandent à être rechargées. Je passerai une partie de notre escale forcée à courir après une prise électrique dans un aéroport où règne l'ambiance d'un souk. Qu'un dirigeant laotien soit à bord d'un avion sur les flancs duquel sont inscrits en toutes lettres « République française » ne nous fera bénéficier d'aucun régime de faveur.

Finalement, les réacteurs de la Caravelle déclareront forfait. On ne pourra pas repartir. Pas avec cet avion. À la demande du président Giscard d'Estaing, le Glam enverra l'un de ses Mystère 20 pour nous sortir de ce mauvais pas. On finira par atterrir à Nice où le Prince Souvanna Phouma possédait une villa où il passera sa convalescence. Je me demande encore comment il a pu arriver jusqu'ici sans faire une autre attaque. Il mourra de sa belle mort, à Vientiane, en 1984, à l'âge de 83 ans.

Avant de rejoindre l'aéroport de Villacoublay, je prends le temps d'aller respirer l'air du large au bord de la Grande bleue, histoire de reprendre mes esprits et me convaincre que j'ai bien vécu ce que je viens de vivre. Tout s'est passé si vite que j'ai un doute. Ai-je vraiment traversé la moitié de la terre avec un prince laotien cardiaque pour tout bagage ? Et puis, il y a cette question qui me turlupine : faut-il croire à ce qu'annoncent les corbeaux ?

IV

Au chevet du Shah d'Iran

La vie hospitalière est d'une incomparable richesse mais elle est insatiable, d'une exigence impitoyable, chronophage, dévoreuse d'énergie. Aussi, lorsqu'une fenêtre s'ouvre sur d'autres horizons, il ne faut pas hésiter à enjamber la balustrade. Une grande bouffée d'air frais n'a jamais fait de mal à personne. Toute expérience ne vaut-elle pas la peine d'être vécue ? Rencontrer « l'homme malade », clochard ou milliardaire, faible ou puissant, l'écouter, lui parler ; n'est-ce pas ainsi que s'enrichit une vie d'homme et *a fortiori* celle d'un médecin ? C'est pour cette raison qu'il m'a toujours été plus facile de dire oui plutôt que non.

Après mon aventure laotienne, le hasard d'une rencontre allait me faire découvrir la Grèce, me permettant à nouveau d'échapper temporairement aux blocs opératoires et aux couloirs des hôpitaux. J'étais alors à Laennec. J'allais écrire qu'il s'agissait d'une journée comme une autre, or il est rare que les jours se suivent et se ressemblent dans un service d'anesthésie-réanimation. J'avais rendez-vous avec un nouveau patient. Il s'agissait d'un armateur grec ainsi qu'on l'avait précisé à notre secrétaire au téléphone. Cet homme, déjà âgé – non, il ne s'agissait pas d'Onassis –, avait été victime d'un infarctus du myocarde dans un palace parisien. Il était entre les mains d'un médecin mais voulait repartir chez lui, à Athènes et, sur les recommandations d'un confrère, c'est à moi qu'il s'était adressé pour organiser son rapatriement et assurer la passation avec son médecin personnel. Je n'y voyais aucun inconvénient, sinon celui de devoir abandonner mon service. À l'époque, nous faisions à peu près ce que nous voulions ; il suffisait d'avoir l'accord de son chef de service pour partir. Ce qui fut le cas.

Évacuer un malade cardiaque est toujours extrêmement délicat et il n'était pas question de s'offrir un avion sanitaire malgré les moyens importants de mon patient. « Je ne suis pas le Shah d'Iran », m'avait-il dit sans quitter son air austère.

– Si vous étiez le Shah d'Iran, lui avais-je répondu, je ne partirais pas avec vous. Il avait sourit. Et moi, j'étais le plus sérieux du monde, loin d'imaginer ce qui allait m'arriver quelques temps plus tard.

J'ai donc accompagné mon armateur grec jusqu'à Athènes, sur une civière, à bord d'un avion de ligne. Nous n'étions pas dans les conditions idéales mais, en cas de problème, j'avais à ma disposition tout le matériel de réanimation nécessaire. C'est ainsi que j'ai passé une semaine à Athènes, prenant tout de même le temps de visiter l'Acropole. Avant de redécoller pour Paris, mon patient me proposera gentiment de passer l'été suivant en Crète. « J'y ai une très belle maison. J'y vais peu, m'avait-il dit. Allez-y avec votre femme ! » J'avais accepté l'invitation avec enthousiasme. Les salaires de l'Assistance publique-Hôpitaux de Paris n'ont jamais été mirobolants et la perspective de passer quelques semaines dans un endroit paradisiaque, sans devoir débourser une somme astronomique, m'avait enchanté. Malheureusement, je devrais décliner son offre quelques semaines plus tard, empêché par des obligations professionnelles. Cela dit, pendant deux ans, je continuerai à suivre mon armateur du Pirée. J'irai à Athènes un week-end par mois, parfois seul, parfois avec ma femme.

Pour quelle mystérieuse raison mon patient grec avait-il évoqué le Shah ? Je n'en sais rien. En revanche, je sais pourquoi je lui avais fait cette réponse. Qu'elle était, en effet, la probabilité pour qu'un jour je me retrouve au chevet de l'empereur d'Iran ? Aucune… Je me trompais.

Fin de règne

Comment aurais-je pu, ne fut-ce qu'une seconde, imaginer vivre une telle aventure ? Je n'allais pas simplement me rendre au chevet d'un des grands de ce monde mais aussi vivre des heures historiques et, d'une certaine manière, me retrouver au cœur d'une controverse.

Nous sommes en janvier 1979. Le Shah d'Iran et sa famille ont dû fuir Téhéran en proie à la révolution islamique. C'est le début de l'exil.

Les Pahlavi, lâchés par les États-Unis de Jimmy Carter, ont laissé la place aux ayatollahs, notamment au premier d'entre eux, l'imam Khomeiny, arrivé d'une petite commune des Yvelines, Neauphle-le-Château, deux semaines après leur fuite. Les théocrates de confession chiite s'imposent dans la terreur et organisent une purge au cours de laquelle disparaît la plupart des anciens ministres et officiers de l'ancien régime. Les nouveaux maîtres de Téhéran menacent les pays qui accepteraient d'accueillir le Shah et exigent son retour afin de le juger.

Accueillis dans un premier temps par le président égyptien Anouar el Sadate, Mohamed Reza Pahlavi et l'impératrice Farah Diba séjournent à Assouan pendant une semaine avant de partir pour le Maroc, le 22 janvier, sur l'invitation du roi Hassan II, autre allié de longue date. Deux jours plus tôt, lors d'une conférence de presse, le président Carter a déclaré que la présence du Shah n'était plus souhaitée aux États-Unis. La Maison blanche a clairement décidé de tourner le dos à son allié d'autrefois ; la famille impériale n'ira donc pas s'installer à Palm Springs, en Californie, comme il était prévu.

L'exil marocain n'ira pas au-delà de trois semaines. Si l'on en croit le chef des services secrets français de l'époque, Alexandre de Marenches, les religieux iraniens avaient l'intention d'enlever ou d'attenter à la vie des membres de la famille royale marocaine si celle-ci s'obstinait à soutenir les Pahlavi. Hassan II refuse de céder au chantage. Mohammad Reza Pahlavi, quant à lui, préfère quitter le Maroc. Lâché par ses anciens alliés, le Shah a les pires difficultés à trouver une nouvelle terre d'accueil. Ce sera l'archipel des Bahamas, à Paradise Island mais le Shah et les siens n'obtiennent qu'un visa de trois mois.

L'errance des souverains iraniens va se poursuivre au Mexique qui aurait pu être le point final de leur exil. C'était sans compter le cancer dont souffre le Shah depuis 1974 et qui le fait de nouveau souffrir. Un médecin français, qui le suit depuis des années, le professeur Flandrin, éminent hématologue et assistant du professeur Jean Bernard, est appelé en consultation. Le Shah est atteint de la maladie de Waldenström[1]. La chimiothérapie prescrite par le professeur Flandrin atteint vite ses limites et il doit subir une intervention chirurgicale dans les plus brefs délais : une splénectomie, autrement dit une ablation de la rate. C'est alors que l'administration Carter envoie ses propres médecins pour l'informer de l'état du souverain iranien et c'est son admission puis son opération dans un hôpital new-yorkais qui sera à l'origine de la fameuse prise d'otage de l'Ambassade américaine de Téhéran.

Pour les Pahlavi, la situation devient rapidement intenable ; aucun pays ne souhaite les accueillir de peur des représailles brandies par les théocrates iraniens. Le Panama, où séjourne très temporairement le Shah, se dit même disposé à

1. La maladie de Waldenström est une pathologie très rare du sang, due à une prolifération anormale de certains globules blancs, les lymphocytes B.

négocier une extradition ! C'est à nouveau le président égyptien, Anouar el-Sadate, qui vole au secours des exilés en leur offrant courageusement l'hospitalité. C'est le retour à la case départ.

Mohammad Reza Pahlavi, affaibli par la maladie, est installé au Palais Koubeh avec les membres de sa famille. Le répit est de courte durée, le Shah est au plus mal et doit être à nouveau hospitalisé.

C'est à ce moment-là, si j'ose dire, que j'entre en scène, bien involontairement. Dans un premier temps, le professeur Flandrin croit que le Shah est atteint d'une infection pulmonaire. Il joint l'un des assistants du professeur Even, Hervé Sors. Celui-ci quitte Laennec et se rend au Caire. Il met peu de temps à livrer son diagnostic. En fait de pneumopathie, il s'agit d'un abcès sous-phrénique, dans la région où a été pratiquée la splénectomie. Ce n'est pas d'un pneumologue dont a besoin le shah mais d'un chirurgien, et le plus vite possible.

V

Les dernières heures du Shah

Hervé Sors m'appelle un samedi matin. Il m'explique qu'il lui faut non seulement un chirurgien mais aussi un réanimateur. Le réanimateur, ce sera moi. Quant au chirurgien, il me charge d'en trouver un avant de le rejoindre au Caire. Un chirurgien, un samedi, et capable de partir en Égypte le jour même ! Inutile de préciser que la mission, si elle n'est pas impossible, est malgré tout difficile. Je trouverai l'oiseau rare à Henri-Mondor…

Je retrouve l'aéroport du Caire après un vol sans histoires, aucun corbeau n'ayant, cette fois, posé ses pattes sur le fuselage de l'appareil. On nous épargne les formalités d'usage et nous filons vers l'hôpital militaire Maahdi. L'illustre patient, le réprouvé que le monde entier a décidé d'oublier en se cachant la face d'un voile pudique, feignant avoir jamais frayé avec ce « monstre », est là, dans l'aile réservée au président Sadate. Il est dans un état critique. L'infection s'est généralisée. Il est à peine conscient et extrêmement affaibli. L'image que fait apparaître la radiographie ne laisse aucun doute. Un étudiant de première année aurait vu l'abcès. Une petite blessure sur la queue du pancréas, lors de l'ablation de la rate, peut avoir provoqué un faux kyste qui s'est ensuite infecté. Nous ne sommes pas au bout de nos surprises. Nous constatons en effet que l'incision a été refermée sans la pose d'un drain, comme cela se fait toujours ! Pas de drain… le b.a.-ba de la chirurgie ! C'est pour le moins surprenant de la part de nos confrères américains. Et pas n'importe lesquels puisqu'il s'agit de l'équipe d'une sommité mondiale, pionnier de la chirurgie cardio-vasculaire : le professeur Debakey. Quant au diagnostic, il est également extrêmement surprenant que les médecins américains n'aient pas vu – ou pas voulu voir – l'abcès à partir duquel l'infection s'est généralisée. Tous les diagnostics d'infectiologie y sont passés, sauf le bon ! De notre point de vue, et du mien en particulier, l'erreur est volontaire. Nous ne pouvons l'expliquer autrement. Ils auraient voulu tuer le Shah, ils ne s'y seraient pas pris autrement !

L'ambiance est pesante, à couper au couteau. Notre présence n'est pas appréciée ; ni par les égyptiens qui s'estiment tout aussi compétents que ces occidentaux venus étaler leur science, ni par les Américains que nous empêchons probablement de danser tranquillement en rond. Reste l'impératrice Farah Diba. Elle attend notre décision. Nous n'avons aucune hésitation devant l'évidence : il faut opérer le shah immédiatement. Chaque seconde compte. Il faut enlever l'abcès. Ce n'est pas l'avis des Américains qui nient catégoriquement notre diagnostic et n'hésitent pas à affirmer que « Si ces médecins français opèrent le patient, ils vont le tuer ! » Sur le coup, je ne comprends pas cette querelle avec ces Diafoirus d'outre- atlantique. Elle m'étonne, m'énerve, m'agace : ils nient l'évidence ! Le plus médiocre des médecins n'aurait pu nier la présence de cet abcès et la nécessité de l'opération. Je me souviens m'être dit : « Ils veulent l'achever !... »

Réunion avec la famille du Shah : d'un côté Farah Diba, francophile. De l'autre, la sœur du Shah, la princesse Ashraf, américanophile presque fanatique. Le ton monte. Ma patience légendaire est mise à rude épreuve. On s'engueule avec les Américains, oubliant la présence de l'impératrice qui, elle, garde un calme olympien que je salue à rebours. C'est elle qui tranchera *in fine*. Elle nous donne son feu vert. Du coup, les Américains claquent la porte et prendront l'avion dès le lendemain matin, laissant derrière eux un certain monsieur Morton que j'ai toujours soupçonné d'appartenir à la CIA. Il ne me quittera pas d'une semelle durant tout mon séjour.

Sous haute surveillance

30 juin 1980. Bloc opératoire. Mon ami chirurgien et moi-même nous sentons bien seuls. Difficile de maîtriser notre appréhension dans cette ambiance dénuée de toute sérénité. C'est le moins qu'on puisse dire. Ce type d'intervention présente toujours des risques chez un malade en si piètre état général. On a beau se répéter que le Shah est un patient comme les autres, nous savons bien qu'il n'en est rien.

Le chirurgien a le bistouri entre les doigts. Il incise et libère quelque 500 ml de pus franc sous pression ! Ce qui est énorme. Il y avait bien un abcès... Dommage que nos confrères américains ne soient plus là pour vérifier la justesse de notre diagnostic.

Sitôt l'opération terminée, le chirurgien d'Henri-Mondor quitte le Caire, où il reviendra ponctuellement. Aussi incroyable que cela puisse paraître, personne ne veut s'occuper du patient. Solidarité avec les ayatollahs ou peur de représailles ? Je penche pour la deuxième hypothèse. Je me retrouve seul avec le médecin personnel du président Sadate qui est là pour me surveiller plus que pour me donner un coup de main. Je sais que la réanimation va être longue et difficile.

Chaque matin, je suis confronté à l'hostilité à peine dissimulée des médecins militaires égyptiens auxquels je dois présenter le bilan de santé du Shah. J'ai l'air d'un gamin devant ces généraux bedonnants. Je n'ai que 33 ans et me sens seul comme jamais, coupé de mes bases, sous haute surveillance, avec une responsabilité écrasante, entouré par des médecins narquois et ouvertement agressifs qui n'attendent qu'une chose : que ce freluquet suffisant commette une faute. Je me mets à leur place. Ils sont ici chez eux et se considèrent – à juste raison – comme compétents. Et personne ne leur demande leur avis. Assez rapidement je décide de partir mais on me fait comprendre qu'il n'en est absolument pas question. Les portes du pénitencier se sont refermées... Philippe Even est informé de ma situation. J'ai un téléphone qui me permet de contacter Paris. Un téléphone vert avec un très long fil qu'on peut balader d'une pièce à une autre. Je peux m'isoler de temps en temps mais les contacts avec les autorités françaises sont strictement interdits. Ma réclusion forcée derrière les hauts-murs de l'hôpital militaire Maahdi va durer trois semaines. Trois semaines, coupé du monde, à l'exception de quelques nuits sous haute surveillance dans ma chambre d'hôtel quand le Shah va mieux. Car il va bien et va aller de mieux en mieux. Un soir, je parviendrai à quitter ma chambre d'hôtel en enjambant le corps de mon cerbère en arme, dormant d'un sommeil profond sur le paillasson. C'est la seule fois où je pourrai vraiment flâner en paix dans les rues du Caire. C'est aussi lors de cette escapade que je verrai un panneau, au standard de l'hôtel, où il est inscrit à la craie blanche qu'il est interdit de me passer la moindre communication. Faut-il préciser que, lorsque je parvenais à obtenir une ligne, en passant par le standard, mes conversations étaient forcément écoutées ?

Je suis hors du temps. Tout a été très vite. Trop vite. J'ai perdu mes repères, me retrouvant du jour au lendemain dans un monde dont j'ignore les codes. Je n'ai personne à qui me confier et n'ai qu'une envie : fuir cette prison, regagner Paris et mon service à Laennec. D'ailleurs, Philippe Even s'impatiente et ne comprend pas que je sois coincé au Caire.

Tous les matins, avant ma réunion avec les Égyptiens, je rencontre Farah Diba. Comme le Shah, elle parle un français parfait. C'est une femme cultivée, charmante, posée et d'une extrême délicatesse. Nul besoin de partager ses opinions politiques, ou celles de son mari – ce qui est mon cas – pour admirer son courage, car il lui en faut. Elle aussi est seule. Et avant d'être une impératrice, elle est une mère qui s'inquiète beaucoup pour ses enfants et son époux.

Ce rendez-vous quotidien est l'un des rares moments où je ne suis en butte à aucune hostilité. Nous parlons de la santé du Shah, bien sûr, mais aussi de leur exil et du lâchage généralisé dont ils s'estiment victimes. J'évite d'aborder les questions politiques, ne partageant pas ses points de vue. Farah Diba, comme d'ailleurs le reste de l'entourage de Mohamed Reza Pahlavi, est persuadée que les Pahlavi retrouveront leur trône quand les Iraniens seront fatigués des prêches enflammés des Ayatollahs. Pas un jour ne passe sans que je ne croise, à un moment ou un autre, de mystérieux émissaires avec des mallettes que j'imagine bourrées de billets verts. « Il faut qu'il vive », ne cesse-t-on de me répéter. Soucieux de ma neutralité, je réponds qu'en tant que médecin, c'est mon souhait le plus cher comme ça le serait pour n'importe quel autre patient.

Outre mes contacts quotidiens avec Farah Diba, j'entretiens de bonnes relations avec le personnel, notamment avec les infirmières, aussi charmantes qu'intéressées par les techniques de réanimation et les soins que je prodigue au Shah. Mais cette proximité n'a pas l'heur de plaire à la hiérarchie ; les infirmières sont elles aussi militaires et se plient aux ordres, le doigt sur la couture. J'ai décidément hâte de rentrer. J'ai cependant conscience de vivre des heures uniques. C'est à cette idée que je me raccroche pour supporter mon isolement.

La dernière marche de l'empereur

Je l'ai dit, le Shah va mieux. Quand le chirurgien d'Henri-Mondor a fait son incision, il n'a pas refermé la plaie afin de permettre un drainage spontané, évitant ainsi une nouvelle infection. C'était une méthode fréquemment employée. Quant à moi, j'invente une technique qui ne sera jamais reprise. Avant de partir, le professeur Sors m'a laissé un fibroscope normalement destiné à examiner les bronches, je m'en servirai pour explorer la zone située sous la coupole diaphragmatique – là où se tenait l'abcès –, et la nettoyer en passant à travers la plaie. C'est évidemment très compliqué mais ma méthode porte ses fruits. La plaie est saine et se referme peu à peu. Et le Shah récupère.

Je me promène avec lui, accroché à mon bras, dans les couloirs de l'hôpital. Nous parlons. L'homme est extrêmement réservé. Nos conversations sont courtes. Lui aussi évoque sans peine son exil et le lâchage de ses « amis ». De même, il n'est pas dupe et a pleinement conscience que le staff américain voulait le supprimer. « Ils voulaient me tuer », me dit-il à plusieurs reprises. Je rappelle qu'à ce moment-là, Jimmy Carter n'avait toujours pas résolu la prise d'otages de l'ambassade américaine de Téhéran et que la disparition du Shah aurait pu y mettre un terme. C'est en tout cas ce que croyait Washington.

Le Shah était un patient parfois difficile pour lequel j'ai nourri une angoisse permanente. J'étais très strict sur son régime mais il n'écoutait rien. Il était fou de pastèque, et en mangeait en quantité malgré mon interdiction car elle provoque des diarrhées. En termes de réanimation, c'est tout simplement une catastrophe !

Les jours passent et on ne veut toujours pas me laisser partir. Il est même question que le Shah aille poursuivre sa convalescence à Alexandrie. Je finis par croire que je vais finir mes jours en Égypte ! Et Philippe Even, l'une des rares personnes, avec ma femme, avec laquelle je maintiens le contact, me presse de revenir, ne cessant de me répéter que son service a besoin de moi. Je partage son point de vue.

Je ne suis pas loin d'exploser. Ma patience est à bout sachant que n'importe quel médecin égyptien pourrait très bien me remplacer. À cela s'ajoute l'attitude butée de la sœur du Shah qui n'a toujours pas renoncé à rappeler les Américains au chevet de son frère. C'est un débat permanent au sein de la famille. Quant à moi, ma décision est prise : s'ils reviennent, je pars. Voilà pour l'ambiance, jusqu'à ce coup de téléphone, au beau milieu de la nuit, à la fin du mois de juillet. Le Shah va mal...

C'était l'une des rares nuits où je dormais dans ma chambre de l'hôtel Méridien. On me transporte toutes sirènes hurlantes jusqu'à l'hôpital Maahdi. Le Shah fait une hémorragie interne. Je ne suis qu'à moitié surpris. Du fait de l'infection profonde, nous avions dû interrompre le traitement qu'il suivait pour son cancer du sang. La maladie en a profité, continuant d'évoluer pour son propre compte, provoquant des tumeurs hépatiques. L'une d'elle n'a pas tenu, d'où l'hémorragie interne. On ne pouvait plus rien faire...

J'ai veillé le Shah une grande partie de la nuit. Quelle étrange sensation d'être là, seul la plupart du temps, conscient qu'une page d'histoire est en train de se tourner. Je sais maintenant que je vais bientôt quitter le Caire. Cependant, aussi curieux que cela puisse paraître, mon impatience m'a soudain abandonné. Elle s'est volatilisée alors que s'approche à grands pas la fin de mon patient. Cette nuit-là, j'ai essayé de rassembler les événements des trois semaines qui venaient de s'écouler, prenant garde de ne rien laisser de côté, craignant d'en oublier des fragments, comme on oublie un rêve lorsqu'on se réveille trop vite. Je viens de vivre des moments exceptionnels, ma mémoire doit les conserver.

Le Shah est mort peu avant dix heures du matin, le 27 juillet 1980, en ma présence, sans avoir repris conscience. J'ai appelé le médecin personnel du président Sadate. Il est le seul à détenir la clé de l'armoire-forte dans laquelle est enfermé le dossier médical de Mohamed Reza Pahlavi. J'y ai noté l'heure et les causes du décès.

Le rituel avait été identique tout au long de ces trois dernières semaines. À chaque fois que je devais rédiger mon rapport, j'appelais ce même médecin. Il attrapait la clé dans sa poche, ouvrait l'armoire et sortait le dossier. Je rédigeais mon rapport – sous haute surveillance –, je le signais et le dossier retournait dans l'armoire-forte, bouclée à double-tour. Je ne sais pas ce qu'est devenu ce dossier. J'aurais aimé le conserver. J'aurais pu ainsi démontrer la façon hallucinante avec laquelle le Shah avait été traité avant notre arrivée au Caire, c'est-à-dire en dépit du bon sens. Je suis formel : le traitement qui lui a été prescrit par mes confrères américains était destiné… à ne pas le traiter ! Ce n'était pas une erreur. Cela ne pouvait pas en être une. Cela a été fait sciemment. Il ne peut pas en être autrement venant de la part de médecins de la qualité de ceux qui se sont occupés de lui.

Avant de regagner mon hôtel, je présente mes condoléances à l'impératrice. Elle a les traits marqués. J'y vois de la résignation. Elle a compris qu'elle et les siens ne reverraient pas Téhéran de sitôt. C'était il y a près de trente ans.

Arrivé dans ma chambre, il m'a fallu encore attendre plusieurs jours avant de reprendre l'avion. Les obsèques du Shah ont eu lieu 48 heures après sa disparition. Des obsèques nationales, selon la volonté du président Anouar el Sadate, retransmises dans le monde entier. J'ai suivi la cérémonie dans ma chambre, sur le petit écran.

On a fini par frapper à ma porte. Un émissaire m'a remis un billet d'avion et une enveloppe contenant 40 000 dollars pour le fruit de notre labeur. 40 000 dollars en billets de 100, soit près de 28 000 euros ! Mais à l'époque, convertie en francs, c'était une somme encore plus énorme. De quoi passer une année à l'abri du besoin. Oui, décidément, je viens de passer trois semaines sur une autre planète, dans une autre dimension. En arrivant à Paris, j'étais complètement déboussolé. Le contraire eut été surprenant !

À peine débarqué, ma première destination a été l'hôpital Laennec. J'ai raconté par le menu mon odyssée à Philippe Even. À la fin de mon monologue, il me pose une simple question : « On t'a payé ? ».

– Oui, dis-je sans hésiter

– Tu as l'enveloppe ? Sans répondre, j'ai glissé la main dans ma poche de veste. Je la lui ai tendue. Philippe Even me l'a prise des mains et a ouvert un tiroir où mon pactole est allé rejoindre la caisse du service qui en avait bien besoin. Que l'on me crois ou pas, j'ai trouvé cela absolument normal. Chez Philippe Even, on fonctionnait ainsi. Lui-même faisait beaucoup de consultations privées et tout ce que donnaient ses patients – c'est-à-dire ce qu'ils voulaient puisqu'il n'y avait pas de tarif – atterrissait aussi dans les caisses du service. Nous nous servions de cet argent pour acheter le matériel que l'Assistance publique-Hôpitaux de Paris était incapable de nous offrir. Non seulement je trouvais cela absolument normal, mais en outre je n'étais pas peu fier d'avoir renfloué la caisse de 40 000 dollars à moi tout seul. Ma femme fut d'un autre avis, estimant honteux qu'il ne me soit rien resté ne fut-ce qu'un pourboire. Passez-moi l'expression, mais j'ai « pris un savon » en rentrant à la maison après plus de trois semaines d'absence. Il faut dire qu'à l'époque, nous vivions chichement avec mon salaire de chef de clinique.

Dans ma vie, l'argent n'a jamais été un moteur. J'aurai

pu pratiquer dans le privé et mieux gagner ma vie mais l'idée ne m'a jamais effleuré une seconde. De même, Philippe Even, pneumologue de grande renommée, aurait pu faire beaucoup d'argent dans le privé. Il a préféré se consacrer à sa carrière hospitalière. C'est tout à son honneur.

Qu'on ne s'y trompe pas : je n'ai jamais partagé les idées des Pahlavi et leur façon de gouverner mais la disparition de mon illustre patient m'a profondément attristé. Je m'étais attaché à lui. Quelques mois après sa mort, Farah Diba m'a invité à dîner chez elle, à Paris, où elle vit dans la plus grande discrétion. Depuis, nous nous croisons de temps à autre.

Évidemment, je me suis ouvert auprès de Philippe Even de l'attitude pour le moins suspecte des médecins américains. Nous avons décidé, d'un commun accord avec le professeur Sors, le chirurgien d'Henri-Mondor et Philippe Even, de laisser cette histoire sous le boisseau. Personne n'aurait rien gagné à la mettre sur la place publique. Les Américains, eux, n'eurent pas les mêmes scrupules. Dans un livre dont j'ai oublié le titre, ils nous accusèrent avec un aplomb extraordinaire d'avoir « tué le shah » ! Pas moins. Ils allèrent même jusqu'à la diffamation, ne lésinant pas sur les mensonges les plus invraisemblables, suivant en cela la fameuse phrase de Joseph Goebbels, le chef de la propagande nazie : « Plus le mensonge est gros, plus il passe ». Ainsi, à les en croire, le médecin du Shah – moi ! – avait fêté son anniversaire au milieu des prostituées et du champagne coulant à flots dans une chambre de l'hôpital Maahdi alors que se mourait son patient. Oui, ils ont osé écrire cette énormité malgré les témoignages que j'aurais pu facilement leur opposer, à commencer par celui de l'impératrice. Et puis, si effectivement je suis né un 17 juillet, leurs renseignements étaient incomplets, je n'ai jamais aimé le champagne.

VI

De Hanoï à Pyongyang

Le Vietnam. Pour un homme de ma génération, ce mot recèle toute une gamme d'émotions. Cela me ramène immanquablement aux réunions enflammées de ma jeunesse qui se tenaient la plupart du temps à la Mutualité. Je faisais partie de ceux qui militaient – bien que ce verbe soit un peu fort en ce qui me concerne – contre la guerre du Vietnam. Je n'ai pas changé d'avis, bien qu'étant conscient qu'en se focalisant sur les B 52 déversant leurs bombes sur Hanoï ou inondant la jungle de phosphore et de napalm pour en déloger le Viet Minh, nous en oubliions le goulag que venait à peine de dénoncer Alexandre Soljenitsyne dans *L'Archipel du Goulag*.

Pourquoi le Vietnam ? Parce que ce pays, où je n'avais jamais songé me rendre, allait être ma prochaine destination et devenir, je dois le dire, un moment important dans ma vie professionnelle. Il y a des voyages qui marquent plus que d'autres.

Un coup de fil. Cela commence souvent ainsi. À l'autre bout, un ami médecin, membre du Secours populaire français, et accessoirement du Parti communiste. Il est sur le point de partir en mission au Vietnam et me propose de l'accompagner. Comme à mon habitude, ne prenant surtout pas le temps de réfléchir, enthousiasmé par cette proposition, je dis oui.

Le Vietnam est alors un pays fermé. C'est aussi un pays ravagé, se relevant avec peine de trois décennies de guerre. La disette, pour ne pas dire la famine, sévit dans le nord où la récolte de riz a été mauvaise. Si la situation est moins critique dans le sud, elle n'est guère plus enviable.

Je suis frappé, en arrivant à Hanoï, de constater que la reconstruction n'a pas vraiment débuté. J'ai même l'impression que la guerre n'est terminée que depuis quelques semaines. Dans les rues, où l'on croise des Russes et des Cubains en grand nombre, on peut encore voir les buses dans lesquelles se réfugiait la population pendant les bombardements américains.

Totalement pris en charge par les autorités, nous sommes logés au Métropole, dont l'architecture rappelle le passé colonial français. Sa construction remonte à 1901. On est loin des fastes d'antan. La robinetterie, aussi vieille que les murs, est hors service. Mais cela à peu d'importance puisqu'il n'y a pas d'eau[1].

Le Métropole n'est pas la seule trace laissée par la France qui a dû plier bagages après le désastre de Dien Bien Phu en 1954. Même si, avec le temps, ce passé s'efface peu à peu, il existe encore un quartier européen où les rues sont bordées de maisons au charme désuet dont certaines auraient leur place dans une ville comme Royan. De même, de nombreux ouvrages construits pendant la période coloniale sont disséminés un peu partout dans la ville : le Palais présidentiel, autrefois bureau du Gouverneur général de l'Indochine, les halles du marché Dông Xuân ou encore le théâtre municipal avec ses colonnes corinthiennes, dont la silhouette rappelle vaguement l'opéra Garnier dont les architectes disent s'être inspirés. Le plus étonnant est que tous ces bâtiments soient encore debout et intacts malgré trente années de conflit. Plus surprenant encore : le pont Doumer, rebaptisé Long Biên. Bien que pris

1. Aujourd'hui, le Métropole, avec ses parquets cirés en bois précieux, est considéré comme l'un des hôtels les plus luxueux du monde.

régulièrement pour cible par l'aviation américaine, ses poutrelles d'acier chevauchent toujours le fleuve rouge qui charrie ses eaux boueuses vers le golfe du Tonkin.

Les réformes économiques, après l'échec de la collectivisation massive, ne sont pas encore à l'ordre du jour. Je l'ai dit, le pays est fermé et il faudra attendre encore quelques années – lors du sixième congrès du PC, en 1986 – pour que les enfants de l'oncle Ho[2] décident d'ouvrir le Vietnam au tourisme. Ils en ont depuis largement récolté les fruits. Pour l'heure, l'omnipotence du Parti et de ses cadres se ressent jusque dans la vie quotidienne. Par exemple, j'ai l'interdiction formelle de parler aux gens dans la rue et *a fortiori* de m'y promener sans un chaperon. De même, je ne puis offrir un verre à mes collègues vietnamiens au bar de l'hôtel Métropole, sans en demander l'autorisation au commissaire politique de service qui lui-même doit se tourner vers le ministre de la Santé.

Si le dénuement et la pauvreté, parfois la misère, se croisent à chaque coin de rue, la situation me paraît encore plus édifiante dans l'hôpital Viet Duc où j'ai été invité à donner des cours et à participer aux interventions chirurgicales.

Les coupures d'électricité sont pluri-quotidiennes et le groupe électrogène de secours ne démarre qu'à la main... quand il veut bien démarrer. On en est presque à remettre en service la bicyclette reliée à une dynamo, installée dans le sous-sol du bloc opératoire qui permettait d'intervenir la nuit sous les bombardemants pendant la guerre. Les bouteilles d'oxygène sont dépareillées et il n'y a aucun détendeur fonctionnel. Il n'y a aucun matériel neuf dans cet hôpital. Tout est usé, dépassé. Il n'y a pas de respirateurs et les ventilations se font à l'ancienne, autrement dit à la main. Ce sont les familles, regroupées autour des lits qui s'alignent dans d'immenses salles communes, qui se chargent de la besogne avec des

2. Ainsi appelle-t-on encore aujourd'hui Ho Chi Minh, père de l'indépendance, mort en 1969.

ballons que des femmes ou des hommes pressent à intervalles réguliers, au rythme de la respiration du malade. Les médicaments ? Ils sont offerts au compte-goutte par les pays frères du bloc de l'Est. Ils sont rares et, quand il y en a, ils sont périmés. Les anesthésies se font avec de l'halothane, un produit dangereux que nous autres occidentaux avons mis au rebut depuis des décennies à cause de sa toxicité cardiaque et hépatique, on le soupçonne de provoquer des hépatites fulminantes ! Il n'est plus désormais utilisé qu'en médecine vétérinaire...

L'hygiène, forcément, pâtissait de cette pénurie institutionnalisée ; pas de savon, pas d'eau de javel et donc aucune asepsie possible.

Nous sommes au pays du système D. Par la force des choses, les médecins doivent faire preuve d'imagination quasi quotidiennement. Je suis époustouflé par leur ingéniosité. La plupart ont fait leurs classes dans la jungle où ils ont appris à soigner, à sauver des vies avec les moyens du bord, c'est-à-dire pas grand-chose. Ce fut le cas du professeur Ton Duc Lang (seul et unique professeur d'anesthésie-réanimation, à l'époque, dans le pays) avec lequel je vais me lier d'amitié.

Outre le fait qu'il ait passé une partie de son existence à crapahuter sur la piste Ho Chi Minh – il a parcouru à pied les quelque 1 500 kilomètres reliant Dien Bien Phu à Saïgon –, ce médecin a fait une trouvaille extraordinaire : il a inventé la perfusion de soluté de nutrition à base de jus de noix de coco! Il en a même fait une thèse.

Regardez-bien une noix de coco, j'allais dire droit dans les yeux, car il y a effectivement deux yeux. Le professeur Ton Duc Lang a eu l'idée de placer une tubulure dans un œil, pour la prise d'air, et une autre en perfusion, dans les veines du malade, amenant le jus de noix de coco. Auparavant, les vietnamiens avaient fait analyser le liquide et, ô surprise, ils s'étaient aperçus qu'il était non seulement très nutritif mais aussi stérile et dénué de pyrogènes, c'est-à-dire de toute substance provoquant de la fièvre.

Autre trouvaille géniale : le fil chirurgical made in Vietnam. À l'époque, les chirurgiens du monde entier utilisaient le « catgut », un fil se résorbant naturellement, fabriqué avec des intestins de mouton, parfois de cheval, d'âne ou de mulet. Le fil synthétique n'existait pas encore. Faute d'avoir à leur disposition l'un de ces animaux, les vietnamiens en fabriquèrent avec du nerf de queue de rat ! Et ça marchait très bien. Bref, ces médecins – vraiment – aux pieds nus faisaient ce qu'ils pouvaient avec peu de moyens mais le faisaient extrêmement bien, à tel point que je finirai par me demander ce que je fais là, n'ayant aucun conseil à leur donner. D'ailleurs, certains d'entre eux, les plus anciens, avaient fait une partie – voire l'intégralité – de leurs études à la Faculté de médecine française de Hanoï. Pour être franc, je n'avais pas l'impression de leur apporter grand-chose, sinon un peu d'air frais venu de l'extérieur.

Mes confrères vietnamiens n'avaient pas besoin de mes conseils. C'était une évidence, comme il était évident qu'il leur fallait avant tout du matériel médical en état de fonctionner ainsi que des médicaments.

À mon retour à Paris, j'ai fait le tour des hôpitaux pour récupérer du matériel périmé. Aujourd'hui, à cause d'une réglementation stupide, ce serait impossible à réaliser alors qu'on sait très bien que ce matériel peut encore servir. La bêtise n'a pas de limites ! Pendant des mois, j'ai donc ramassé tout ce que je trouvais encore en état de fonctionner et mis au rebut, notamment des respirateurs, les plus simples possibles, mécaniques, sans électronique, capables d'être réparés par l'un de ces réparateurs de vélo qu'on trouve à foison dans les rues de Hanoï ou Ho-Chi-Minh-Ville. Ainsi, j'arriverai à envoyer cinq à six tonnes de matériel par an à l'hôpital Viet Duc qui n'en verra qu'une partie. La moitié des respirateurs iront en effet équiper l'hôpital de Haïphong. Lors de mon deuxième séjour, je verrai l'un de « mes » respirateurs portant une plaque sur laquelle est inscrit : « Don du docteur Safran ». Je n'en nourris aucune fierté, seulement la satisfaction d'avoir été utile.

Lors de mon troisième et dernier séjour, j'ai découvert Ho-Chi-Minh-Ville, ex-Saïgon. Désormais, je suis reçu comme un ami. Cela dit, il m'est toujours impossible d'inviter qui que ce soit au restaurant sans avoir obtenu au préalable le blanc-seing du ministre de la Santé.

Accompagné par le professeur Ton Duc Lang, nous ferons le voyage par la route, depuis Hanoï, dans une guimbarde apoplectique, menaçant de se désagréger au premier nid de poule et dont le moteur, au moindre signe de faiblesse, subit les assauts répétés du marteau de notre chauffeur. Un traitement de choc qui nous a permis de passer sans encombres le Col des Nuages et de visiter la ville impériale de Hué, ancienne capitale du Vietnam. Une escapade inoubliable entre la Cité impériale, les tombeaux des empereurs, les canons sacrés, les urnes dynastiques, la porcelaine, les mandarins de pierre et les pagodes le long de la Rivière des Parfums… Je ne remercierai jamais assez mes hôtes de m'avoir permis de découvrir toutes ces merveilles chargées d'histoire. J'aurai même droit à une balade enchanteresse sur la Rivière des Parfums, à bord d'un sampan, accueilli par une troupe de musiciennes plus magnifiques les unes que les autres.

Un voyage sublime donc, n'eut été la visite de l'hôpital local dont la situation était pire que dans celui de Hanoï ; autrement dit catastrophique. Pas de matériel, pas de médicaments et un personnel impuissant sans qu'on entende se plaindre jamais qui que ce soit.

À Ho-Chin-Minh-Ville, l'imposant hôpital franco-japonais était à peine mieux loti. À cette différence qu'il y avait du matériel. Un matériel « remarquable »… mais en panne ! Plus rien ne fonctionnait.

Comme à Hanoï, je revois ces files de malades allongés sur leurs lits dans d'immenses salles communes dépourvues de toute intimité. Comme à Hanoï, il n'y avait pas de respirateurs et comme à Hanoï les familles ventilaient « leur » malade avec des ballons, 24 heures sur 24. Je reviendrai à Paris avec une liste de matériel demandé impressionnante. Je ferai de mon mieux.

Je me suis promené dans les rues de l'ex-Saïgon plus facilement qu'à Hanoï. Ici, c'est le midi. Il y a le soleil et une chaleur plus sèche que dans le nord. La population me semble manger à sa faim ; le delta du Mekong, tout proche, est riche en fruits et légumes.

En déambulant, je revois ces images qui ont fait le tour du monde des chars nord-vietnamiens écrasant les grilles du Palais présidentiel ou des hélicoptères décollant en catastrophe des toits de l'Ambassade des États-Unis, le 30 avril 1975, lors de la chute de la ville, marquant la victoire finale du Nord sur le Sud et, du coup, la défaite impensable du géant américain, terrassé par ces va-nu-pieds de bodoï.

Cependant, je n'oublie pas que, de 1975 à 1982, 65 000 personnes furent exécutées au Vietnam et plus d'un million envoyées en « camps de rééducation » ou dans les « nouvelles zones économiques ». Je n'ai jamais supporté ce mot, « camp », pas plus ici qu'ailleurs. Cela m'évoque de trop pénibles souvenirs… Je n'oublie pas non plus les *boat people* et les trois millions de personnes qui ont fui l'Indochine jusqu'en 1997[3].

Ce que j'ai fait au Vietnam, je l'ai d'abord fait pour mes confrères et leurs malades, sans aucune arrière-pensée politique. Ceux qui me connaissent savent que je dis la vérité. Le militantisme n'a jamais été vraiment ma tasse de thé et je ne nourris

3. Chiffres fournis par le Haut commissariat des Nations unies pour les réfugiés.

pas une admiration démesurée pour les hommes politiques. Je m'en méfie, pour être tout à fait franc. Aussi ai-je très mal pris la réaction de quelques-uns de mes collègues français hospitaliers, lorsque j'ai cherché du matériel pour les hôpitaux vietnamiens. On m'a beaucoup critiqué, certains m'accusant d'être un « coco », ce qui n'était pas le cas. Cela en dit long sur l'esprit confraternel régnant dans notre profession. Un jour, ce seront les mêmes qui se précipiteront au Vietnam pour s'y partager le gâteau, l'un s'occupant du sud et l'autre du nord. Ce que j'ai fait au Vietnam ne m'a rien rapporté, pas un kopek, sinon des moments de partage inoubliables et des rencontres d'une richesse inouïe. Cela suffit amplement à mon bonheur.

La coopération s'institutionnalisant entre la France et le Vietnam, j'ai vite considéré que je n'y avais plus ma place. Aujourd'hui, la France est le premier partenaire du Vietnam en matière de formations médicales supérieures. En retour, le Vietnam a permis l'initiation de très nombreux étudiants français à la médecine, pharmacie et odontologie à la santé en milieu tropical.

Cependant, je ne devais pas totalement couper les liens avec les Vietnamiens pour lesquels j'ai toujours nourri une très grande admiration. Pendant six ans, je recevrai à Laennec de jeunes réanimateurs-anesthésistes vietnamiens, non pour leur apprendre leur métier mais pour actualiser leur savoir. Ils suivront des stages d'une durée de six mois dans nos différents services. Je ne fus pas surpris d'être confronté à d'inépuisables bosseurs, certes un peu austères, mais engrangeant les connaissances avec un appétit parfois touchant et une curiosité insatiable. Je ne pense pas qu'un quelconque endoctrinement politique ait été à l'origine de leur attitude. Même s'ils devaient probablement avoir été élevés dans le culte de la grandeur nationale, et ressentir comme un indicible honneur le fait d'œuvrer pour l'avenir de leur pays. Je crois aussi qu'il y avait en eux cette farouche volonté de sortir d'une spirale infernale, de s'extraire de l'ornière dans laquelle les avait plongés une guerre de trente ans dont ils ressortaient exsangues. La majorité de nos stagiaires, de toute évidence, ne mangeant pas à leur faim tous les jours, allaient aussi profiter de leur stage pour se remplumer.

Tous avaient beaucoup souffert sur le plan personnel. Une jeune femme travaillant dans mon service n'avait pas vu son mari ni ses enfants pendant cinq ans, les croyant à jamais disparus. Tous avaient vécu des histoires de ce genre et rares étaient ceux à ne pas porter le deuil d'un proche.

Avoir eu trop faim, trop froid, trop peur trop longtemps, les avaient certainement rendus plus forts, plus avides d'apprendre et d'aller de l'avant. Difficile de ne pas tomber sous le charme de tels individus qui nous ramènent à l'essentiel, bien au-delà de nos petites querelles quotidiennes, nous faisant mesurer plus précisément la nature de notre bien-être.

Escapade à Pékin

Serais-je marqué par l'Asie ? J'ai fini par le croire. C'est encore un coup de fil qui va m'éloigner de Paris pendant quelque temps. Cette fois, l'appel vient de loin, de l'autre côté de la terre. Un ami médecin, dont je reconnais difficilement la voix, m'annonce qu'il est à Pékin, au chevet de Joris Yvens. Ce nom ne dira probablement rien aux plus jeunes. Pourtant, Joris Yvens reste l'un des plus grands documentaristes de l'histoire, même si ses films, très engagés et parfois très naïfs – à la gloire de Mao ou de l'URSS – ont, de mon point de vue, mal vieilli.

Joris Yvens tournera également plusieurs documentaires sur la guerre du Vietnam, comme *Le Ciel et la Terre* ou *Le Dix-septième Parallèle*, coréalisés avec sa femme Marceline Loridan. Moi qui vis sur une péniche, à deux pas de mon bureau, je me souviens plus particulièrement de *La Seine a rencontré Paris* – encore l'élément aquatique ; on ne se refait pas. Ce film est un portrait de la capitale, vue depuis les berges de la Seine où se croisent flâneurs et amoureux, clochards et bouquinistes.

Nous sommes donc en 1984 lorsque je reçois ce coup de fil de Pékin où Joris Yvens a dû interrompre le tournage de ce qui sera son dernier film, *Une Histoire du vent*. Il souffre d'une maladie respiratoire. Il est en réanimation. Joris Yvens est alors un monsieur âgé de 85 ans. Son état de santé peut se dégrader à tout moment. L'objectif est de le rapatrier en France.

J'ai pris mes dispositions, celles que l'on prend toujours dans ce genre de situation. Je m'organise avec mes collègues. Quelqu'un doit me remplacer dans le service et d'autres dans les différentes gardes que j'assure régulièrement. Comme il se doit, je mets également le Samu de Paris en préalerte, au cas où le rapatriement de Joris Yvens se confirmerait. Et là, je commets une erreur. « L' » erreur. J'oublie de prévenir ma chef de service, directrice du Samu de Paris. Oubli d'autant plus stupide qu'à l'époque, elle ne m'apprécie vraiment pas. Je peux même dire que je l'insupporte au plus haut point. Et je sais pourquoi. Un, je ne suis pas son élève et deux, je lui ai été imposé. En outre, n'étant pas du genre à arrondir les angles, je ne fais aucun effort pour marquer une quelconque allégeance. Quel diplomate aurais-je fait ! J'ai donc tout faux. Elle ne manquera pas de me le faire payer et bien plus tôt que je ne l'aurais cru.

En attendant, je m'envole pour Pékin (on ne disait pas encore Beïjing…). Escales à Anchorage et Tokyo. Ce vol me paraît interminable mais me procure ce sentiment d'aller effectivement au bout de la terre, déclenchant en moi cette excitation que je connais bien dès lors que s'annonce la promesse de découvrir d'autres cieux et d'autres hommes.

Joris Yvens est entre les mains d'un réanimateur remarquable, Tchen D. Chang. Rien à dire sur les compétences des médecins chinois qui valent largement les nôtres. Ventilé, intubé, le cinéaste est inconscient. Il faut effectivement le rapatrier à Paris. L'évacuation sanitaire se fera à bord d'un avion de ligne. Cela ne pose pas de problème majeur sinon que je n'ai aucun matériel à ma disposition – notamment de l'oxygène pour un vol d'une quinzaine d'heures – ni une infirmière qui puisse me seconder en cas de pépin. Je n'envisage pas une minute de faire le voyage seul avec mon malade.

Grâce au personnel de l'Ambassade de France, je me mets facilement en contact avec le Samu de Paris. Marceline Loridan est une amie de Simone Veil et cela devrait permettre d'accélérer le mouvement. C'est en tout cas ce que je croyais jusqu'à ce je reçoive un coup de fil de ma patronne, celle-là même que j'ai oublié de prévenir. Si je ne savais pas encore ce que signifiait l'expression « effet boomerang », j'allais être fixé ce jour-là. Sa première phrase est sans équivoque. Je branche le haut-parleur afin que tout le monde en profite :

– Qu'est-ce que vous foutez à Pékin ? me demande ma chef de service. Je n'ai pas le temps de répondre. Vous n'avez pas mon autorisation, poursuit-elle en haussant le ton. C'est de l'abandon de poste ! J'en prends acte. De même je constate que vous ne prenez pas vos gardes ! En outre, vous n'avez pas mis le Samu en préalerte…

– En ce qui concerne le Samu, je regrette, je l'ai mis en préalerte…

– Et moi je vous dis que si la vie d'un malade n'était pas en jeu, je vous laisserais crever là-bas ! J'essaie alors d'interrompre son monologue mais elle ne m'entend pas. Pour l'infirmière, poursuit-elle, vous pouvez tirer un trait dessus, vous n'aurez personne !

– Et le matériel ? dis-je en tentant d'adopter le ton le plus neutre possible alors que je sens monter ma colère… qu'il serait stupide de laisser éclater. Ce serait une erreur. Une de plus.

– Le matériel ? Quand on pourra et estimez-vous heureux si vous en recevez !

Et c'est ainsi que je vais passer deux semaines à Pékin, moi qui croyais n'y rester que deux ou trois jours, tout au plus. J'en profiterai pour visiter la cité interdite et parcourir à bicyclette les « hutongs », vêtu d'une de ces énormes vestes matelassées de l'armée que tout le monde porte – portait ? – en Chine. Parti un peu vite de Paris, j'ai été surpris par la rigueur de l'hiver pékinois et les – 15° C qu'affiche le thermomètre au plus chaud de la journée. Les « hutongs », ces vieux quartiers de maisons basses sillonnés par d'étroites ruelles, étaient l'âme de Pékin. Ils ont aujourd'hui tous – ou presque – disparu, victimes de l'urbanisation, remplacés par des gratte-ciel sans âmes.

Je serai donc seul à assurer l'évacuation sanitaire de Joris Yvens. Le matériel est enfin arrivé. Le risque est maximum. Le vol est long. Mon patient, je l'ai dit, est âgé. Tout se passera heureusement bien, excepté cette tempête de neige qui nous a immobilisés six heures durant en bout de piste avant de pouvoir décoller.

Joris Yvens, hospitalisé à Laennec, se rétablira et terminera son film, *Une Histoire de Vent*, tourné dans le désert de Gobi. Il mourra quelques années plus tard, en 1989, l'année du printemps de Pékin. Je ne sais pas s'il a vu ces milliers d'étudiants manifestant Place Tien An Men ou cet homme seul défiant un char de l'armée chinoise.

Mon retour à Paris fut aussi chaud qu'était froid l'hiver Pékinois. Ma chef de service fera de son mieux pour avoir ma peau. En vain, grâce à l'appui du professeur Even qui viendra à mon secours, jugeant scandaleux de m'avoir laissé revenir seul de Pékin. L'affaire n'ira pas plus loin.

Une mystérieuse Coréenne

Oui. Encore l'Asie. L'Asie toujours ! Pyongyang, cette fois, dans la Corée concentrationnaire. Celle du nord. Un voyage étrange, au cœur d'un monde d'une autre dimension, d'un autre temps, dirigé par celui qu'on surnomme l'Ubu rouge : Kim Jong Il.

Nous sommes en 2004, si ma mémoire ne me trahit pas. Je dirige le service d'anesthésie-réanimation de l'Hôpital européen Georges-Pompidou depuis 2000. Un de mes collègues a probablement donné mon nom et ma ligne directe à cet homme qui a déjà essayé de me joindre à plusieurs reprises. Il est fréquent que je ne puisse pas répondre immédiatement à chaque coup de fil ; un service comme le mien n'est pas de tout repos, surtout les lendemains de week-end, avec son cortège d'accidentés de la route, de sportifs présumant de leurs capacités physiques ou de victimes de coups de couteaux au sortir d'une soirée trop arrosée. Le train-train. L'homme a un fort accent extrême-oriental. Il veut me voir le jour même. C'est urgent et il ne veut rien me dire au téléphone. J'accepte de le voir dans la journée.

D'une ponctualité à faire rougir l'horloge parlante, l'homme est conduit dans mon bureau par ma secrétaire. D'une affabilité toute orientale, et toujours aussi déroutante pour nous autres pauvres occidentaux mal dégrossis, mon mystérieux visiteur a effectivement l'air d'un Asiatique. Il ne ressemble pas à un Vietnamien, je les connais bien. Non plus à un Japonais. Peut-être un Chinois. Je l'écoute m'expliquer la raison de sa présence. Il dit être un modeste fonctionnaire coréen de l'Unesco, ce que je ne crois pas une seule seconde. De but en blanc, il me demande si je veux bien me rendre à Pyongyang, capitale de la Corée du nord comme chacun sait, pour me rendre au chevet d'un patient.

– Oui, dis-je immédiatement comme à mon habitude. Oui, mais quand ?

– Demain ! répond mon interlocuteur. J'essaie d'obtenir quelques détails sur le patient avant de donner ma réponse définitive, sachant qu'un départ aussi précipité n'est jamais simple à organiser. Il s'y refuse, se bornant à m'expliquer qu'il est dans un état grave, dans le coma à la suite d'un traumatisme crânien. On souhaiterait mon avis, tout simplement.

– Je veux bien partir, lui dis-je, mais obligatoirement accompagné d'un neurochirurgien. S'agissant d'un traumatisme crânien, il peut y avoir des lésions cérébrales et des difficultés de lecture d'images. Je ne pourrai donc partir qu'avec un collègue compétent en la matière. Moi, je ne m'occupe que de la réanimation et du pronostic vital. Lui, du problème neurochirurgical s'il y en a un. Je lui précise encore qu'il n'est pas question que je reste très longtemps en Corée, ayant mon service à diriger. Pas plus de deux à trois jours. Il comprend. Je commence à être habitué à ce genre de mission ; je sais que cela peut s'éterniser, malgré les promesses ! En revanche, je ne sais rien de plus concernant le patient qui m'attend, me doutant évidemment qu'il doit s'agir d'une personnalité importante. Je ne pose pas d'autres questions, c'est comme ça : soit on joue, soit on ne joue pas. Et le meilleur moyen pour que tout se passe bien est de rester dans le domaine strictement médical.

Je déniche l'oiseau rare capable de partir séance tenante pour Pyongyang, soigner on ne sait qui, on ne sait où pour on ne sait quoi. Ce sera un neurochirurgien de l'hôpital Sainte-Anne. Il me connaît. Il est à peine surpris par ma proposition.

– Tout de suite ?

– Oui… Maintenant. Il me faut ton passeport pour le visa. Rendez-vous demain matin à Roissy.

Le lendemain matin, le « modeste » fonctionnaire coréen que j'ai reçu la veille dans mon bureau, nous attend comme prévu à l'aéroport. Il va nous cornaquer jusqu'à notre destination finale. Direction Pékin, en classe affaires. Nous n'échangeons que quelques mots avec ce guide d'une discrétion exemplaire et qui n'a manifestement aucune envie de nous parler. La consigne, j'imagine.

Pékin. Vingt ans après. Nous allons y passer une nuit avant de décoller pour Pyongyang. Vingt ans ! La ville ne ressemble plus à ce que j'ai connu. Il y a désormais plus de voitures que de bicyclettes. Finis les hutongs. Finis ces trottoirs encombrés de paysans venus de la Chine entière visiter la Cité interdite ou s'agglutinant autour du mausolée de la Place Tien An Men où repose le corps embaumé du grand timonier. Ce Pékin du IIIe millénaire a perdu de son charme et ne m'envoûte plus.

Lever matinal dans la brume pékinoise. Nous prenons place dans une limousine noire. Retour à l'aéroport où nous attend un avion militaire de quatre ou cinq places. Quelques heures plus tard, sans avoir échangé plus de deux mots avec notre accompagnateur de l'Unesco, nous atterrissons à Pyongyang. Dès lors, tout change. Notre guide épingle un insigne à sa boutonnière et comme par magie le « modeste » fonctionnaire est l'objet de marques de déférence qui en disent long sur sa position réelle au sein de la hiérarchie politique coréenne, qu'elle soit militaire ou policière.

Nous ne savons toujours pas quelle est notre destination ni qui nous allons voir. Nous quittons l'aéroport dans une berline noire dont j'ignore la marque, en compagnie de notre guide et du chauffeur. Les vitres fumées nous interdisent de voir le paysage et il nous est strictement interdit de baisser les fenêtres. Un parcours à l'aveugle. Il y a des situations plus confortables. Au bout d'un moment, la voiture s'arrête en rase campagne. Sans un mot, le chauffeur descend et laisse sa place à notre modeste fonctionnaire. Nous ne sommes plus que trois dans la voiture. Bientôt, nous arrivons dans un grand parc où s'étend une zone pavillonnaire dont l'architecture hésite entre le style occidental et coréen. Cela donne quelque chose d'indéfinissable sans aucun caractère. En tout cas, tout cela ne ressemble pas à un hôpital. Après avoir serpenté au milieu de ces constructions sans âme, on nous dépose devant un pavillon. Rien ne le distingue des autres maisons. Comme le veut la coutume, nous nous déchaussons avant d'y pénétrer. Personne ne prononce un seul mot. Il règne un silence épais, comme si cette demeure cachait un secret. Avançant à pas feutrés, nous arrivons bientôt dans une grande pièce qui doit bien mesurer dans les soixante mètres carrés. Il n'y a rien dans cette pièce aux murs nus et blancs. Rien, sauf un lit, au beau milieu, sur lequel est allongée une femme d'une soixantaine d'années, perfusée et cernée d'appareils de ventilation dernier cri. Plusieurs médecins et infirmières se tiennent debout à ses côtés, nous fixant du regard, sans un mot. Ils semblent nous attendre et font des signes de tête en guise de bonjour. Le tout est inondé d'une lumière crue donnant à la scène un aspect lugubre, malgré un magnifique parquet en acajou qui tente modestement d'ajouter un peu de chaleur à l'ensemble. Le tout est d'une propreté étincelante.

J'examine la patiente pendant une trentaine de minutes, toujours dans un silence absolu que seul trouble le bruit des machines, des respirations et des froissements d'étoffe. La femme est dans un coma profond. Elle ne réagit plus à aucune stimulation. L'examen terminé, nous nous réunissons dans une autre pièce avec les médecins coréens. Ils sont une dizaine. L'un d'entre eux parle anglais. Nous consultons le dossier médical de la patiente et découvrons qu'elle a été victime d'un traumatisme crânien dans un accident de voiture. Le chauffeur aurait voulu éviter un camion et aurait percuté un arbre de plein fouet. Ce n'est pas tout. Cette femme est déjà suivie par une équipe française pour un cancer du sein. Les Coréens veulent notre avis sur son état cérébral et la meilleure façon de mener la réanimation. On regarde le scanner : les lésions cérébrales sont énormes et probablement irréversibles, ce à quoi il faut ajouter son cancer qui complique sérieusement les choses. Nous estimons qu'il y a peu de chance de récupération.

Nous expliquons notre pronostic. On nous demande alors de rédiger un rapport en anglais et de le remettre le lendemain. Je suis convaincu que nos confrères coréens avaient parfaitement évalué la situation mais il était nécessaire que des spécialistes étrangers donnent leur avis, sorte de caution pour diluer leur propre responsabilité. Rendez-vous est pris pour le lendemain.

Nous retrouverons notre chauffeur à l'endroit précis où nous l'avons laissé quelques heures plus tôt… sur le bord de la route. Il remonte dans la voiture et prend le volant. Toujours sans un mot.

Nous roulons vers la résidence où nous sommes logés, dans un parc magnifique. Nos chambres, immenses, sont à l'image de ce pays : austères et d'une insondable tristesse. La superficie de la mienne doit approcher sans peine les soixante-dix mètres carrés et le bureau qui la précède à peine dix de moins ! Les murs sont tapissés de bibliothèques remplies de livres de Kim Il Song. Quel auteur fécond ! Mais j'attendrai un peu avant de me plonger dans ses œuvres dont je ne doute pas de l'intérêt.

Nous avons la journée devant nous. Contrairement à ce que nous espérions, nous n'irons pas visiter Pyongyang ni aucune autre ville. Notre seule et unique sortie sera consacrée aux monuments à la gloire de Kim Jong Il. Nous verrons ainsi de nombreuses statues du dictateur sans oublier celles de son père, Kim Il Sung. Le réalisme de ces sculptures est d'un ennui profond, comme le reste.

Le soir, nous nous retrouvons, seuls, dans une salle à manger immense, sous un énorme lustre de cristal. Le repas est essentiellement composé de poissons pêchés par le cuisinier. Mais nous ne le verrons pas. Seul un majordome assure la liaison entre les cuisines et notre table. Nous osons à peine parler, craignant que les lieux ne soient truffés de micros. Le repas n'en finit pas, les plats succédant aux plats. Quelle profusion alors que la majorité des Nord-Coréens meurent de faim !

Malgré la longueur interminable de ce repas, nous avons tout de même eu le temps de rédiger notre rapport en anglais. Nous nous sommes retrouvés le lendemain matin dans cette même salle immense, sous le même lustre en cristal et avec le même majordome dont les traits semblaient s'être allongés pendant la nuit tant il nous a paru sombre. Probablement à l'image de ce pays et de ses habitants que nous n'aurons malheureusement pas l'occasion de rencontrer.

Le petit-déjeuner. Je me souviendrai longtemps du visage effaré de mon collègue de Sainte-Anne, scrutant la masse gélatineuse flottant à la surface de son bol de soupe.

_ C'est quoi à ton avis, me demande-t-il ?

– Ca ressemble à… de la méduse… Non ? J'ai vu juste. Le majordome nous le confirme ; une bonne grosse méduse à la blancheur peu engageante. Mon collègue ne peut pas avaler la moindre bouchée, malgré mon insistance. Ma curiosité m'a en effet poussé à tenter l'expérience et, je l'affirme, la méduse, c'est bon ! Mes papilles ne sont jamais autant excitées que lorsque je suis à l'étranger. Rares ont été mes déconvenues dans ce domaine tant j'aime découvrir les mystères d'une cuisine exotique.

Retour au chevet de notre mystérieuse patiente. État stationnaire. Évidemment. Nouvelle réunion avec nos confrères coréens, auxquels nous remettons notre rapport qu'il nous faut commenter devant une assistance figée. Ce silence devient pénible. Difficile de l'analyser. Que signifie-t-il vraiment ? L'ennui, car nous ne leur apprenons rien ? Ou alors peut-être sont-ils sonnés – médusés, devrais-je dire – devant la pertinence brillante de notre exposé ! Ce qui n'est évidemment pas le cas… Je pressens qu'ils vont nous nous demander de rester un peu plus longtemps que prévu. En attendant, nous avons quartier libre. La journée est à nous. Après un repas merveilleux, on nous propose une balade. Pyongyang, enfin ? Non. Nous ne pénétrerons pas cette nouvelle cité interdite. Nous tournerons autour en voiture officielle et ferons de nombreuses haltes au pied de nouveaux monuments… à la gloire de Kim Il Sung. Une dizaine, plus pharaoniques les uns que les autres. Heureusement que cette dynastie de dictateurs rouges ne remonte pas au Moyen Âge ! À chaque fois, notre guide nous prend en photo au pied de ces inoubliables œuvres d'art. Photos dont nous ne verrons jamais la couleur. J'enrage. Cela dit, il est vrai que nous ne sommes pas ici pour faire du tourisme. Mais enfin rien n'empêche de joindre l'utile à l'agréable.

Le soir, notre modeste fonctionnaire de l'Unesco finit par me poser la question fatidique : « Pouvez-vous rester encore quelques jours pour assurer la réanimation de la patiente ? » Non, mais je lui propose d'envoyer un de mes assistants pendant une semaine. Il est d'accord.

Nouveau dîner, seuls, dans la grande salle sous le grand lustre et nouvelle méduse dans la soupe le lendemain matin avant de reprendre l'avion. Cette fois, notre guide nous abandonne.

Nous atterrirons à Paris sans connaître le nom de cette femme mystérieuse, seule dans cette grande pièce impersonnelle entourée de blouses blanches. Il nous faudra attendre encore quelques semaines avant de découvrir son identité.

C'est grâce à un ami, ayant eu connaissance de mon court passage à Pyongyang, que je finirai par la découvrir. Il m'a envoyé une copie d'une dépêche de l'Agence Chine Nouvelle annonçant la mort de la femme de Kim Jong Il. Une ancienne danseuse répondant au nom de Ko Young Hee. Elle était la troisième femme du dictateur qui, depuis, s'est remarié avec une pianiste. Officiellement, Ko Young Hee est morte d'un cancer du sein, à Paris, au mois d'août 2004. Ce qui ne manque pas de m'étonner. Je n'imagine pas qu'elle ait pu être transportée jusqu'à Paris. Elle n'a probablement jamais quitté la Corée du nord et a dû mourir des suites de son accident de voiture.

Le destin des épouses de Kim Jong Il devrait faire réfléchir les candidates au poste de première dame. Il avait eu auparavant trois épouses, toutes décédées. La première, Kim Young-sook, s'est éteinte dans les années 1970 pour une raison inconnue. La deuxième, Sung Hae Rim, ancienne actrice, a succombé à une maladie cardiaque, à Moscou, en 2003, un an avant Ko Young Hee. Je ne sais pas où en est la pianiste.

Les relations entre les médecins français et la Corée du nord remontent, semble-t-il, à plus d'une vingtaine d'années si j'en crois un article paru en décembre 2008 dans le *Figaro*, sous la signature de Georges Malbrunot. Celui-ci raconte, qu'en 1991, Kim Il Sung, le père de Kim Jong Il, souffrait d'un problème cardiaque. Un fonctionnaire coréen des Nations unies, en poste à Genève, avait contacté des cardiologues lyonnais. Le journaliste rapporte alors les propos d'un anesthésiste : « Il [le fonctionnaire coréen] est arrivé un jour en nous présentant un électrocardiogramme d'un patient qui nécessitait l'implantation d'un pacemaker. » Comme pour l'épouse de Kim Jong Il, l'identité de ce patient avait été tenue rigoureusement secrète.

« Dix jours plus tard, raconte encore le journaliste, l'anesthésiste, un chirurgien, sa femme, et une infirmière embarquèrent pour Pyongyang (...). Première surprise : à l'aéroport de Genève, dix énormes sacs, enregistrés au titre de la valise diplomatique, donc dispensés de contrôle[4], jouxtent leurs bagages. L'équipe médicale découvrira leur contenu à son arrivée à Pyongyang : 350 stimulateurs cardiaques, d'une valeur totale d'environ 650 000 euros (...). Après avoir posé une quinzaine de pacemakers à de jeunes militaires, un soir, on les avertit que le patient du lendemain serait une personne âgée. Mais sur la table d'opération, pour qu'on ne le reconnaisse pas, l'homme portait des lunettes aux verres brisés. Ce n'est

4. C'est ainsi que la Corée du Nord contourne l'embargo qui la frappe, lui interdisant de se procurer du matériel ou des médicaments rares.

qu'à leur retour en France que l'équipe médicale aura la certitude qu'elle avait bel et bien soigné Kim Il Sung. Le Quai d'Orsay lui demanda, en effet, de confirmer une requête de la Corée du sud, qui avait été mise au courant de la présence de chirurgiens étrangers auprès de leur voisin… »

« Depuis, raconte le journaliste du *Figaro*, ces mystérieux déplacements de médecins français en Corée du nord ont été nombreux : Quelques années plus tard, c'est Kim Jong Il, qui se blessera en faisant une mauvaise chute de cheval. Traumatisme crânien avec hémorragie cérébrale, pronostiquèrent des médecins locaux. “Faut-il l'opérer ?”, s'interrogea la famille. Dans le doute, on sollicita un neurochirurgien parisien qui se souvient encore avoir vu débarquer dans son bureau deux diplomates nord-coréens, le priant de partir immédiatement. “Un grand scientifique était malade, me jura l'un d'eux”, tandis que l'autre ajoutait “Ah, c'est idiot, j'ai oublié son dossier médical à Pyongyang”, en me dessinant le résultat du scanner qu'il avait volontairement laissé en Corée du nord pour préserver l'anonymat du patient.

Le neurochirurgien se rendit sur place mais à Pyongyang il ne vit jamais le malade (…). Finalement, le Français estima qu'une opération n'était pas indispensable. Mais la famille de Kim Jong Il ne se satisfit point de cet arbitrage. Elle en réclama un second, et fit venir de Lyon deux autres neurochirurgiens qui rendirent le même avis, sans savoir, bien sûr, que d'autres les avaient précédés. Quelques années plus tard, l'un des Lyonnais appelé de nouveau à Pyongyang, constata que le goût du secret y était toujours aussi fort : “J'ai opéré une douzaine de patients du rachis lombaire, sans savoir qui c'était”. »

Bref, les méthodes ont toujours été les mêmes. En lisant ces lignes, j'ai l'impression de revivre ma propre expérience.

Évidemment, on imagine l'intérêt que peuvent susciter de tels déplacements au chevet de telles personnalités pour les services de renseignements occidentaux espérant obtenir des informations sur la santé du dirigeant du dernier bastion communiste de la planète, placé par Washington sur l'« axe du mal » pour avoir fabriqué l'arme nucléaire ! Pour ma part, je n'ai jamais été contacté par aucun service, fût-il français ou étranger.

Je ne sais pas si les dirigeants nord-coréens ont l'habitude de louer les services de médecins autres que français. Quant à savoir pourquoi ils s'adressent si souvent à nous, c'est probablement parce que notre médecine est l'une des meilleures du monde. Et puis, pour des raisons politiques évidentes, je vois mal des médecins américains qui accepteraient de se rendre à Pyongyang.

Quant à moi, je l'ai déjà dit, ce genre de voyage pimente l'existence et permet de prendre l'air, de voir autre chose, d'autres gens. Je crois pouvoir parler au nom d'un certain nombre de mes confrères à qui il arrive aussi de partir à l'autre bout du monde.

Je n'ai jamais remis les pieds à Pyongyang ni n'ai jamais revu notre modeste fonctionnaire qui a cependant la courtoisie, chaque année, de m'envoyer ses vœux ainsi qu'à mon collègue neurochirurgien de Sainte-Anne qui, lui, a de nouveau été sollicité, il y a peu, pour se rendre au chevet de Kim Jong Il, victime d'un accident vasculaire cérébral. Je ne lui ai pas demandé si, finalement, il avait tenté l'expérience de la méduse dans le bol de soupe, au petit déjeuner.

VII

L'INSTITUT NECKER

L'argent, nerf de la guerre, comme chacun sait. Vérité plus que douloureuse dans le monde hospitalier jamais rassasié. Et qui ne le sera jamais. Plus la médecine gagne en efficacité, plus elle coûte cher. C'est ainsi. Et les caisses de l'État accusant un déficit abyssal, mieux vaut se creuser les méninges plutôt que d'en appeler en permanence à la générosité publique. Voilà à quoi peuvent aussi servir nos petites escapades à l'étranger pour soigner les grands de ce monde, jamais avares quand il s'agit de leur bien-être et dont les enveloppes bien garnies atterrissent, plus souvent qu'on ne l'imagine, dans les caisses de nos services. Mais cela ne suffit pas. Cela n'a jamais suffi.

C'est ainsi qu'est né l'Institut Necker, créé au début des années 1990 par le professeur Philippe Even. Je vais participer à l'aventure, enthousiasmé par ce projet. L'objectif est de rechercher à l'étranger, dans le golfe essentiellement, des contrats de management d'hôpitaux. L'argent récolté par l'institut, loin de servir à notre consommation personnelle, ira à la faculté de médecine et aux laboratoires de recherches manquant cruellement de moyens.

Nous nous transformerons, Philippe Even et moi-même, en prospecteurs, en agents de commerce vantant les mérites de la médecine française et de ses cadres les plus performants. Nous passerons une grande partie de notre vie dans les avions et les aéroports, du Liban à l'Arabie Saoudite en passant par le Yémen et le Qatar. Ce fut, à nouveau, une période d'une extrême richesse. Je me rapprocherai encore un peu plus de Philippe Even que je considérerai plus que jamais comme mon père spirituel. Nous nous couchons toujours très tard et nous parlons. Nous parlons beaucoup et je profite de son immense culture, de son insatiable curiosité et de sa capacité toujours intacte à s'étonner. Nous refaisons le monde dans la fumée de nos cigares autour d'un verre de cognac. Nous refaisons le monde mais aussi la Faculté. J'ai la faiblesse de croire que certains de mes confrères me doivent, en partie, et sans qu'ils le sachent, leur titre de professeur. En effet, ma discipline, éminemment transversale, m'ayant amené à travailler avec des médecins aux spécialités très diverses, m'a souvent permis d'éclairer Philippe Even sur les compétences réelles ou supposées de tel ou tel de ces mêmes confrères.

L'hôpital de Dhahran

Un contrat. Un seul et unique contrat. L'Institut Necker n'en décrochera pas d'autre de cette ampleur. Mais il est important : nous héritons de la prise en charge totale d'un hôpital militaire appartenant à l'armée de l'air saoudienne, à Dhahran. J'y verrai passer les chars américains peu de temps avant le déclenchement de la première guerre du Golfe.

Dans les faits, nous ne conservons que 5 % du contrat concernant la partie strictement médicale. Le reste, c'est-à-dire la partie essentiellement logistique, nous la sous-traitons à une société privée libanaise. L'aventure va durer cinq bonnes années. Elles ne seront pas de tout repos !

Cet hôpital, dont une moitié des locaux malheureusement

n'ouvrira jamais, était dirigé par un colonel de l'armée de l'air, un fou doublé d'un paranoïaque qui détestait les Français, ne jurant que par les Américains. À chaque réunion, nous assistions impuissants aux vociférations incompréhensibles de cet énergumène galonné, hurlant à pleine voix contre ces Franzawis[1] incapables. Il en arrivera même à poser son pistolet sur la table au début de chaque réunion ! Intimidation ? Un vrai western au pays des mille et une nuits. Ainsi va la vie dans la patrie des bédouins où l'on règle souvent les litiges à coups de feu ou à coups de lame. Question d'honneur. Il était bon de ne pas l'oublier.

Notre première mission consistait à évaluer les médecins présents sur place : Égyptiens, Pakistanais, Indiens et aussi beaucoup de Canadiens chassés de chez eux après la fermeture de la moitié de leurs hôpitaux. Pour raison d'économie, bien sûr. Nous décidions aussi de ceux dont il fallait se séparer ou au contraire laisser en place. Pour cela, nous les avions classés en trois catégories : A, B et C.

Comme on pouvait s'y attendre, le colonel-directeur n'a cessé de nous mettre des bâtons dans les roues en congédiant, par exemple, tous les médecins que nous avions agrémentés d'un A ou d'un B. Les C que nous avions laissés de côté, et qui bien entendu nous haïssaient, étaient engagés. La bonne foi et l'intelligence vont souvent de pair…

Nonobstant ces désagréments passagers, ce contrat a rapporté beaucoup d'argent à la Faculté. De même, il a permis de faire tourner des laboratoires de recherche pendant des années. Je le répète, ni Philippe Even ni moi-même n'avons vu passer la queue d'un seul dollar. Pouvoir acheter les meilleurs cigares en *free tax* dans les aéroports a amplement suffi à notre bonheur.

1. Français, en arabe.

Nous avons envoyé de nombreux médecins français à Dhahran. Les salaires n'étaient pas négligeables, allant bien au-delà de ce que le professeur que j'étais devenu touchait chaque mois : 70 000 francs, nets d'impôts et logés aux frais des saoudiens. Les contrats pouvaient courir sur un ou deux ans.

Notre objectif fut aussi de nommer un directeur médical. Nous en avions trouvé un dont je tairai le nom car l'hôpital où il sévissait en France n'avait qu'un seul objectif : s'en séparer. Il est parti là-bas où il a malheureusement fini alcoolique. L'alcool étant rangé au rang des boissons sataniques chez les musulmans, il était difficile de s'en procurer et il avait eu l'idée lumineuse de fabriquer de la bière dans sa baignoire ! Notre pauvre directeur sera finalement expulsé pour avoir commis un autre crime de lèse-majesté : la police Mutawa[2] l'avait surpris dans la chambre d'une accorte infirmière irlandaise, rousse comme il se doit. Contraints de régulariser leur situation, ils s'étaient mariés en catastrophe à Barhein, ce qui n'avait pas empêché leur expulsion *manu militari*. Un autre directeur sera lui aussi expulsé mais pour avoir fauté avec un prince saoudien !

Cela dit, qu'on ne se méprenne pas : la quasi-majorité des médecins que nous avons envoyés à Dhahran étaient excellents et y ont travaillé dans de très bonnes conditions, donnant pleine et entière satisfaction.

Entre le khat et le whisky

Entre-temps, Philippe Even et moi-même, ragaillardis par le contrat de Dhahran, avons poursuivis nos pérégrinations de commis-voyageurs. Au Yémen, notamment, pays aride mais envoûtant.

Les Allemands avaient construit un hôpital à Aden, la

2. Police religieuse.

capitale. Un bâtiment magnifique, parfaitement équipé. Il était terminé depuis trois ans mais toujours pas ouvert. Nous avons multiplié les réunions pour tenter de décrocher un contrat avec les Yéménites et faire tourner cet établissement flambant neuf. Des réunions d'un style très particulier… Cela se passait toujours dans une grande pièce, au centre de laquelle trônaient une théière, une cafetière, une bouteille de whiskey king size et une énorme botte de khat tout frais cueilli ! À ceux qui auraient oublié ce qu'est le khat ou qat, je leur rappelle qu'il s'agit d'une plante dont les feuilles contiennent une substance stimulante. Celle-ci a la réputation de dissiper la sensation de fatigue et surtout celle de la faim. Les feuilles se mâchent longuement, libérant ainsi leur substance censée également procurer un état euphorisant. Et l'on mâche beaucoup au Yémen, comme d'ailleurs dans le reste de la région, que ce soit à Djibouti, en Éthiopie ou en Somalie. À partir de 16 heures, tout le monde n'a plus qu'une idée en tête : acheter son sac de khat frais au marché et jouer au ruminant des heures durant.

Au début, j'ai refusé. Je n'avais jamais encore éprouvé le besoin de goûter au moindre stupéfiant. Puis je me suis plié à la coutume locale sous la pression amicale de mes interlocuteurs, espérant peut-être hâter la signature d'un contrat. C'était un mauvais calcul. En attendant, j'ai mâché. Moi aussi. J'ai commencé en arrachant une feuille, une seule, à une branche, ce qui a déclenché l'hilarité générale. Au moins cela avait permis de détendre l'atmosphère. En fait de feuille, c'est évidemment une poignée que j'aurais dû engloutir et chiquer méthodiquement !

Le goût du Khat – *catha edulis* pour ceux qui voudraient en connaître le nom savant – n'a rien de très « excitant » ; on dirait de l'herbe. Quant à ses effets, je n'ai rien ressenti de vraiment euphorisant. En revanche, oui, cette feuille coupe l'appétit et maintient éveillé. J'ai pu le constater à mon retour, encore sous l'effet du Khat. Immobilisé sur l'aéroport de Djibouti après un incident de réacteur, je n'ai pas fermé l'œil pendant 24 heures ni pu avaler quoi que ce soit. Khat or not Khat, le résultat aurait été probablement identique : nous n'avons signé aucun contrat.

Après l'échec du Yémen, il y aura celui de Tripoli, au Liban, où nous avons suivi la construction d'un hôpital. Mais les travaux ont vite été stoppés. Aujourd'hui, les bâtiments sont toujours à l'état de squelette.

« Vérité en deçà des Pyrénées, erreur au-delà », tout le monde connaît cette pensée de Blaise Pascal. Elle ne m'a jamais paru plus juste que lors de nos pérégrinations moyennes-orientales. La notion de santé publique, et plus précisément le prix qu'un état est prêt à dépenser pour assurer un service public digne de ce nom en matière de santé publique, varie selon les latitudes. J'imagine de quelle façon aurait pu se développer la coopération entre l'Institut Necker et les hôpitaux vietnamiens si ces derniers avaient eu ne fusse que le quart des moyens des Saoudiens ou des Libanais ! Tout cela n'étant finalement qu'une question de volonté, de culture aussi, bien plus que de techniques ou de compétences.

Je ne puis m'empêcher de penser et de clamer haut et fort : heureux celui qui vit en France aujourd'hui ! Malgré tout. Malgré les imperfections de notre système de santé et ses dérapages multiples et variés sur lesquels je reviendrai à la fin de ce livre.

N'oublions-nous pas trop souvent que la perfection n'est pas et ne sera jamais de ce monde ? Nous ne ferons jamais que tendre vers l'excellence, sans y parvenir. C'est impossible. Il en est ainsi de l'espèce humaine. Et c'est peut-être tant mieux.

VIII

Quelques vérités sur l'anesthésie

Les lignes défilent et je m'aperçois que j'ai assez peu parlé de ma discipline, finalement très méconnue. Pourtant, c'est l'une des plus belles et des plus complètes qui soient. On me pardonnera de prêcher pour ma paroisse. Je m'en vais donc vous la présenter et, au passage, supprimer définitivement – je l'espère – quelques idées reçues.

L'anesthésie-réanimation est une spécialité qui regroupe des médecins mais aussi des infirmiers spécialisés, les seconds assistant les premiers. Il s'agit de prendre en charge les patients avant, pendant et après une intervention chirurgicale. Avant, pendant la consultation pré-anesthésique, l'état du futur opéré va être précisément évalué et les traitements en cours éventuellement adaptés, afin qu'il soit dans le meilleur état possible pour l'intervention, et pour fixer également le protocole anesthésique le plus adapté. Pendant, il s'agit de l'anesthésie proprement dite. Après, il s'agit de la surveillance pendant la phase de réveil. L'anesthésiste est également réanimateur. À ce titre, il prendra en charge les patients atteints d'une ou plusieurs défaillance vitale avant même l'intervention chirurgicale, pendant celle-ci ou enfin en réanimation. On voit bien que si cette spécialité médicale comporte les deux termes que sont « anesthésiste » et « réanimateur », il s'agit bien de deux activités complémentaires totalement imbriquées dans le temps et dans l'espace. Il faut noter que si le métier d'anesthésiste s'effectuait auparavant essentiellement au bloc opératoire, il s'exerce maintenant de plus en plus également en dehors, là où l'on effectue des actes de diagnostic invasif douloureux ou risqués (explorations du tube digestif, des poumons, du cœur et des vaisseaux par exemple). Le médecin anesthésiste-réanimateur est également impliqué dans la prise en charge de la douleur, qu'elle soit post-opératoire ou chronique.

Chacun l'aura compris : le service d'anesthésie-réanimation est un élément clé de la permanence des soins. Ici, à l'Hôpital européen Georges-Pompidou comme ailleurs, des anesthésistes-réanimateurs sont présents 24 heures sur 24. Ils sont capables d'accueillir des malades en urgence vitale, de les prendre en charge en bloc opératoire puis en salle de réveil, et d'assurer les soins de réanimation. Pour remplir cette mission, notre service compte 290 personnes, pas moins, toutes fonctions confondues : 87 médecins, des infirmières spécialisées et non-spécialisées, des aides-soignantes et des secrétaires. Tous les médecins ne sont pas des anesthésistes. En effet, mon service est également spécialisé dans la lutte contre la douleur, qui est une activité pluridisciplinaire : on y trouve des rhumatologues, des neurologues, des acupuncteurs et des psychologues.

Le but premier de l'anesthésie consiste donc à permettre l'acte chirurgical en rendant le patient inconscient, en détendant ses muscles et surtout en effaçant les sensations douloureuses. Une fois au bloc opératoire, le rôle de l'anesthésiste est de prendre en charge les organes dont la fonction a été annulée, en particulier la fonction ventilatoire. Puis, une fois l'intervention terminée, il faut assurer la réanimation – en cas d'opération lourde –, ou plus simplement le réveil, c'est-à-dire la reprise de toutes les fonctions abolies par l'anesthésie avant de laisser le patient repartir dans sa chambre.

Quand j'ai débuté, il y a plus de trente ans, cette discipline était encore assez empirique : on endormait, on réveillait. Et quand ça allait mal, on faisait de son mieux ! Nous étions tout de même très éloignés des temps héroïques où, pour apaiser la douleur, nos ancêtres n'avaient à leur disposition que le pavot, le chanvre indien ou la mandragore. Il faudra attendre le XIXe siècle pour une première grande révolution : l'apparition de l'éther et du chloroforme que l'on mettait sous le nez du patient à qui l'on demandait d'en inhaler les vapeurs. Quant au réveil, il était souvent très inconfortable, avec son cortège de nausées et vomissements, et volontiers très douloureux. Quant il ne s'agissait pas d'arrêt respiratoire, voire d'arrêt cardiaque que l'on mettait sur le compte du célèbre « choc opératoire ».

L'ère de l'anesthésie moderne a débuté globalement après la dernière guerre mondiale, il y a une soixantaine d'année.

Depuis, au fil du développement de nos connaissances scientifiques – notamment une meilleure compréhension des phénomènes de déséquilibres physiopathologiques –, de l'amélioration du matériel, de la découverte de nouveaux médicaments de plus en plus sûrs et de durée d'action de plus en plus courte, les interventions lourdes sur des malades de plus en plus âgés ou plus grièvement atteints (chocs septiques[1], grands traumatismes, coexistence de plusieurs maladies sévères) se sont multipliées dans des conditions de sécurité de plus en plus satisfaisantes.

Malgré tout – mes collaborateurs et moi-même le constatons chaque jour auprès de nos patients – l'anesthésie fait toujours peur. Si l'on en croit différents sondages, un peu plus de 40 % de nos concitoyens la redoutent. Ils ont tort, même si,

1. Le choc septique est une défaillance circulatoire aiguë, entraînant des désordres hémodynamiques, métaboliques et viscéraux, déclenchée par un agent infectieux.

bien évidemment, le risque zéro n'existe pas, ici comme ailleurs.

Et puisque risques il y a, parlons-en. Ils sont extrêmement variés dans leur forme et leur gravité. Pour les plus bénins, bien que désagréables, on peut citer par exemple les nausées et vomissements post-opératoires, des douleurs passagères que l'anesthésiste s'attachera à combattre, des troubles passagers de la mémoire ou de l'état psychique, ou des traumatismes dentaires infligés pendant l'introduction du tube de ventilation artificielle dans la trachée.

En ce qui concerne les complications les plus graves, donc potentiellement mortelles, elles sont de trois ordres. Je commencerai par l'infarctus du myocarde ou l'arrêt cardiaque, dont il est souvent difficile de savoir s'il a été provoqué par l'anesthésie elle-même, ou bien par l'intervention chirurgicale, ou encore parce que le cœur est usé. Deuxième cas, l'allergie grave au produit anesthésiant, ce que nous appelons dans notre jargon le choc anaphylactique. Enfin, troisième et dernier cas, l'asphyxie subite.

Je n'oublie pas le chapitre des séquelles. Je ne citerai que les plus handicapantes, comme une paralysie plus ou moins étendue après une péridurale ou, en cas de coma, des troubles psychomoteurs ou des problèmes neurologiques.

On dit que, dans un vol aérien, il y a deux phases critiques : le décollage et l'atterrissage. L'anesthésie, c'est un peu la même chose : les deux phases critiques sont l'endormissement et le réveil. L'endormissement car les médicaments de l'anesthésie sont puissants, d'où la nécessité d'une surveillance de tous les instants. Le réveil, car c'est à ce moment-là que l'organisme élimine progressivement les médicaments. Près de 50 % des accidents surviennent lors de cette phase. Le malade se trouve alors en salle de réveil, entouré par un personnel nombreux et une batterie d'appareils qui surveillent son rythme cardiaque, apportent l'oxygène et contrôlent l'oxygénation du sang. Il faut en général plusieurs heures avant que les produits ne soient entièrement éliminés.

Restent les malades à risques. Il existe aujourd'hui une échelle de 1 à 4 qui permet de classer les futurs anesthésiés. Le 1 correspond au patient en très bon état général, le 4 au patient dont les antécédents sont très lourds. Entre les deux, on trouve les bronchiteux, les fumeurs, les asthmatiques, les allergiques ou encore les diabétiques. Et pour chaque cas, il existe un traitement.

Mieux vaut prévenir...

Les accidents liés à l'anesthésie ? Ils sont de plus en plus rares, diront les optimistes, ou de moins en moins nombreux, diront les pessimistes. Il y en aura de toute façon toujours trop au goût du médecin. Ainsi, depuis 1996, les risques ont été divisés par plus de 10 ! Présentés autrement, ces chiffres sont encore plus significatifs : en 1996, il y avait un décès pour 13 200 anesthésies, c'est-à-dire 7 morts pour 100 000. En 2003, il y avait un décès pour 145 000 anesthésies, soit 7 morts pour 1 million[2] ! Et chaque année, en France, près de 9 millions d'anesthésies sont effectuées.

Si nous prenons comme point de repère l'année 1996, c'est qu'auparavant il n'existait aucune enquête sérieuse nous permettant d'avoir une idée de la pratique anesthésique dans notre pays. Pour être tout à fait juste, il faut préciser que c'est aux acteurs de notre discipline que l'on doit cette prise de conscience sur la sécurité liée à la pratique de l'anesthésie.

Ainsi, un décret publié le 8 décembre 1994, sous la pression de la Société française d'anesthésie et de réanimation

2. Enquête de l' INSERM (Institut national de la santé et de la recherche médicale) à l'instigation de la Société française d'anesthésie et de réanimation (SFAR) qui avait souhaité connaître avec précision la pratique anesthésique en France. L'enquête s'était déroulée sur une année, du 1er février 1996 au 31 janvier 1997.

(SFAR), imposait – enfin ! – un certain nombre de choses qu'on nous refusait par ailleurs, en particulier l'obligation de la consultation anesthésique pré-opératoire, plusieurs jours avant l'intervention. Car peu nombreux sont ceux à le savoir : avant 1994, cette consultation pourtant capitale n'était pas obligatoire ! De même, ce décret « révolutionnaire » imposait désormais de placer le patient dans une salle de réveil après toute intervention, ce qui impliquait pour la plupart des établissements de trouver et d 'équiper des locaux adaptés. Obligation provoquant, souvent, la grogne des directeurs d'hôpitaux ou de cliniques toujours avares de leurs deniers, même quand il s'agit de la sécurité des malades. Comme je l'ai précisé, l'un des accidents les plus fréquents, avant l'apparition de ces salles de réveil, était la recirculation des morphiniques destinés à combattre la douleur pré-opératoire (autrement appelé analgésie). Lors de l'anesthésie, ces dérivés se stockent dans les graisses et quand, au réveil, le malade se réchauffe, ils se rediffusent dans l'organisme. Quand cela arrive en salle de réveil, cela n'a aucune importance, les machines et le personnel sont là pour vérifier que tout se passe bien et combattre la défaillance. Au pire, on ré-intube le patient ou alors on le stimule pour le réveiller. Ce qui est certain, c'est qu'on ne va pas le retrouver mort deux heures après dans sa chambre comme cela arrivait régulièrement avant 1994. C'était même l'accident le plus fréquent. Le pire, le plus révoltant, est que le milieu médical en était tout à fait conscient. On le savait ! Mais la consultation pré-anesthésique, ainsi que les salles de réveil, coûtaient cher. Il existait de très nombreux établissements où il n'y avait pas de salles de réveil. Trop souvent, l'opéré sorti fraîchement du bloc, poursuivait sa phase de réveil dans un couloir ou une petite annexe de la salle d'opération sans guère de surveillance particulière. Je force le trait mais il s'agissait de franchir le pas entre la médecine du XXe siècle et celle du IIIe millénaire.

Notre discipline est probablement celle qui a le plus réfléchi aux risques et à la qualité de la prise en charge des patients, et qui a élaboré des protocoles d'analyse d'incidents et accidents (comme après un accident d'avion) pour réduire au maximum les défauts de qualité de prise en charge entraînant un péril pour le malade. Ce fut un immense progrès. C'est pour cette raison que la morbidité en anesthésie a été divisée par dix en seulement quelques années. Grâce à notre combat, car c'en fut un et de tous les instants, la mortalité due exclusivement à l'anesthésie est aujourd'hui très faible, voire résiduelle.

Après le décret de 1994, il y eut l'arrêté de 1995. Autre étape cruciale pour la pratique de notre métier. Ce dernier texte régit en effet les vérifications obligatoires du matériel. C'est une check-list que l'on doit remplir avant l'ouverture des blocs opératoires et des salles de réveil et à nouveau vérifier entre chaque malade. Elle doit être effectuée par un médecin ou une infirmière diplômée d'état. Et c'est au médecin d'attester du bon déroulement de cette vérification par sa signature, apposée sur un registre qu'on appelle le « Livre jaune ». À nouveau, je comparerai cette pratique à ce qui se passe dans un avion où l'on vérifie la présence du matériel et son bon fonctionnement avant le décollage, sachant qu'une fois en l'air, il serait trop tard pour remédier à une panne. C'est la même chose en anesthésie : vérification de la pression du gaz, de l'oxygène et du protoxyde d'azote avant de brancher le moindre tuyau, vérification du respirateur, contrôle du réglage des alarmes, présence du matériel d'intubation, etc. Et tout ce rituel, cette routine, dirait un joueur de golf, n'était pas obligatoire avant la parution des décrets : chacun vérifiait ce qu'il voulait quand il voulait. L'évidence n'était pas inscrite dans les tables de la loi et les plus désinvoltes d'entre nous voguaient gentiment sur des vagues d'insouciance, laissant un peu trop de marge au hasard dont risquaient de pâtir nos patients ; « l'homme malade » – pour reprendre à nouveau cette magnifique expression de Maurice Rapin – dont il ne faut jamais cesser de nous soucier car il est notre raison d'être.

Cela peut surprendre, mais la parution du décret a entraîné de fortes résistances. Pourtant, il en allait, et chacun l'aura aisément compris, de la sécurité des patients. Quand bien même, le front du refus s'était organisé face à ce « bouleversement » annoncé. Résistances des chefs d'établissement, effarés par la construction de nouveaux locaux et l'embauche de personnel supplémentaire. Résistances des chirurgiens, obligés de se soumettre à ces règles, notamment d'envoyer les patients en consultation pré-anesthésique. Résistances aussi chez certains anesthésistes y voyant une surcharge de travail. Bref, tous ces changements profonds de comportements, d'organisations, de disponibilités des locaux affolaient le Landerneau. Rien de neuf sous le soleil. Les réformes, on le sait, provoquent toujours de profondes résistances ; cela porte un nom en politique : le conservatisme. À quoi cela rime-t-il, alors que la marche du temps est inexorable et avec elle le progrès ? Cela me fait penser à cette phrase de Balzac : « La France est un pays qui adore changer de gouvernement mais à condition que ce soit toujours le même. »

Aujourd'hui, après plus de dix années de fonctionnement, le nouveau système a fait ses preuves. Les chiffres parlent d'eux-mêmes. Et comme dans nombre d'autres domaines, notre discipline ne cesse et ne cessera de s'améliorer, réduisant d'autant les risques. Ces progrès, déjà significatifs, nous les devons autant à la qualité de la recherche, aux nouvelles molécules qu'à l'enseignement et à l'informatique. Les médicaments de l'anesthésie moderne ont une action de plus en plus rapide et surtout de plus en plus courte et comportent de moins en moins d'effets secondaires toujours plus contrôlables, sachant que les interventions chirurgicales de courte durée ne nécessitant qu'une journée d'hospitalisation sont de plus en plus fréquentes et ne nécessitent donc que des anesthésies plus légères. L'enseignement de notre discipline est parfaitement structuré et on peut considérer que les internes de notre spécialité sont bien formés à tous les aspects de la discipline au cours des cinq années de leur internat. Quant à l'informatique, elle nous a permis en l'espace de dix ans de faire des pas de géant. Et ce n'est pas terminé. Cela ne concerne pas seulement les dispositifs de surveillance. Déjà, des logiciels ultra-performants nous indiquent avec précision les quantités de produits que nous devons administrer au malade à chaque stade de l'opération : la dose minimale au moment adéquat.

Oui, je ne le conteste pas, tout cela coûte cher et va coûter de plus en plus cher. Notre discipline n'est pas la seule à avoir connu sa révolution. Toutes les autres y ont été ou y seront également confrontées.

C'est le dilemme et le pari auxquels doit faire face la médecine du IIIe millénaire : accepter le prix à payer pour une santé de qualité.

IX

La médecine à la loupe

Pourquoi ai-je décidé, il y a vingt ans, de devenir expert judiciaire ? Toujours pour la même raison : l'envie de multiplier les expériences, mu par ce besoin impérieux d'être dans l'action ajouté à cette insatiable curiosité de découvrir d'autres univers, d'autres modes de pensées et de fonctionnement. Je n'allais pas être déçu.

Je suis donc expert près la cour d'appel de Paris, agréé par la Cour de cassation. Je précise – on s'en sera douté – que les dossiers que me confient les juges concernent uniquement des affaires liées à des anesthésies ou des réanimations ayant mal tourné.

Il y a plusieurs types d'expertises mais celles pour lesquelles je suis majoritairement mandaté par les magistrats sont d'ordre pénal.

L'expert n'est pas un juriste mais un technicien, un auxiliaire temporaire de justice. Sa tâche est d'autant plus complexe qu'il doit éclairer le juge, le guider dans une matière que celui-ci ne connaît pas. Son rôle est donc capital dans l'issue d'une affaire qui peut se conclure par l'innocence ou la culpabilité d'un prévenu.

Les questions que je dois me poser, lorsque je découvre un dossier, tournent toujours autour de la même chose : quel était l'état antérieur de la victime ? Quel a été le traitement ? Était-il bien indiqué ? Quelle a été la nature de la prise en charge ? L'organisation des soins était-elle conforme ? La surveillance a-t-elle été correctement assurée ? A-t-elle été conforme aux « données acquises de la science » ? Cette dernière expression n'est pas anodine puisqu'elle sous-entend que mes conclusions s'établiront à partir de données scientifiques objectives. Si une ou plusieurs de ces mesures n'ont pas été scrupuleusement respectées, il me faut déterminer les responsabilités et à quelle hauteur, notamment quand il est question de verser des dommages-intérêts. Voilà, à gros traits, la nature du travail que peut me confier un juge. À moi d'entendre les différentes parties, de reconstituer les faits, d'évaluer leur déroulement et d'estimer la qualité de la prise en charge en se basant sur ce que préconise la littérature médicale. C'est un exercice difficile. Parfois, les fautes sont tellement flagrantes qu'il est aisé de désigner les responsables. Malheureusement, la plupart du temps, c'est un peu plus compliqué ; les responsabilités peuvent s'ajouter les unes aux autres, provoquant un dysfonctionnement, et il est alors très difficile de dire à qui en particulier revient la ou les fautes.

Bien évidemment, l'expert doit faire preuve de la plus grande indépendance. Il lui faut afficher une neutralité à toute épreuve, évaluer des faits, leur pertinence, sans porter de jugement subjectif ; le médecin ne doit pas dire le droit. Les faits rien que les faits…

D'emblée, j'ai été frappé par cette évidence que, très souvent – pour ne pas dire presque toujours –, les accidents les plus graves d'anesthésie sont la conséquence d'une série de dysfonctionnements, d'un défaut d'organisation au sein d'un établissement. Pour reprendre l'exemple de l'avion, on peut comparer cette situation à celle d'un crash dont la cause est rarement unique mais au contraire le résultat d'une série de petits dysfonctionnements qui aboutissent à la catastrophe. Et l'on peut souvent situer l'origine de ces ratés dans le manque ou même l'absence de communication entre les différents intervenants, que ce soit dans un cockpit ou dans un hôpital. Manque de communication d'ailleurs aussi flagrant à l'encontre des victimes ou de leurs ayants droit. En effet, il est fréquent qu'une plainte ait été déposée parce qu'un médecin ou le directeur d'un établissement a été incapable d'expliquer clairement, et le plus objectivement possible, les causes d'un accident ayant entraîné la mort ou un handicap grave. À cause de ce défaut de communication, les proches des victimes ne comprennent pas ce qui s'est passé et sont persuadés qu'on leur cache quelque chose. Alors, ils veulent connaître la vérité ou au moins s'assurer que les faits ne puissent se reproduire ailleurs. On ne peut le leur reprocher.

Ces exemples de dysfonctionnements m'ont parfois alerté sur le fonctionnement même de mon propre service, me permettant ainsi de redresser la barre et éviter des accidents.

Morts sur ordonnance

Mon premier dossier ne fut pas le plus simple. Au bout du fil, le juge d'instruction n'y est pas allé par quatre chemins. Il fallait se déplacer en province. Il s'agissait d'une affaire grave à traiter en moins de dix jours ! Un adolescent de 15 ans avait été admis dans une clinique pour une péritonite appendiculaire. Rien d'exceptionnel. Mais voilà, le jeune homme avait trouvé la mort après l'opération.

L'intervention s'était déroulée dans une clinique très en vue. Le directeur était un médecin anesthésiste-réanimateur. Mais ce n'était pas sa seule activité. Notable éminent, il entretenait en effet une feuille de chou tout entière dédiée à ses ambitions politiques. Ce qui n'est en rien répréhensible, à cette nuance près que sa publication lui coûtait cher et ne survivait que grâce aux revenus confortables de la clinique.

Résultat, l'argent qui aurait dû être investi pour moderniser les locaux ou acheter du matériel partait en fumée dans le journal.

C'était ma première expertise. Je n'en avais pas d'autre et je pouvais donc m'y consacrer entièrement. L'affaire débutant tout juste, j'ai pu assister aux perquisitions et aux saisies. Je dois reconnaître que ce fut une expérience assez troublante alors que j'endossais un rôle totalement nouveau, investi d'une responsabilité que je trouvais écrasante mais bien décidé à l'assumer avec toute la rigueur et l'impartialité requises. J'ai visité les blocs opératoires, les chambres et l'ensemble des locaux et j'ai procédé aux auditions du personnel, du chirurgien aux aides-soignants en passant par les infirmières et les secrétaires. Je dois dire qu'il m'a été difficile de mener ce que je me refusais à qualifier d'interrogatoires. Pourtant, cela y ressemblait et m'a d'abord mis mal à l'aise. Mais il m'a suffi de penser à la mort de ce gamin de 15 ans pour me convaincre de la nécessité absolue de passer par cette étape. Ma première surprise fut de constater que la clinique était dépourvue de salles de réveil et que l'organisation laissait pour le moins à désirer. Les dysfonctionnements, dénoncés à de multiples reprises par les chirurgiens avant même cet accident, étaient légion. L'évidence n'a pas tardé à me sauter aux yeux : l'adolescent n'avait pas été opéré dans les temps alors que l'appendicite traînait depuis plusieurs jours. Quant à la prise en charge par l'anesthésiste, elle avait été pour le moins légère. Après l'opération, de nature bénigne, le jeune homme avait été remis directement dans sa chambre, sans surveillance d'aucune sorte, et il y est décédé quelques heures plus tard, victime d'une septicémie généralisée. Victime surtout de soins défaillants, il n'aurait jamais dû mourir.

La clinique fut fermée, le directeur mis en examen et placé sous contrôle judiciaire. Le juge craignait en effet qu'il ne fui à l'étranger. Cette affaire m'a beaucoup marqué. Je n'ai jamais eu beaucoup d'illusions sur la nature profonde de l'homme mais le comportement de voyou de ce directeur, assumant son incompétence meurtrière avec arrogance, m'avait choqué. Les parents de la victime ne reçurent jamais la moindre excuse de sa part.

Il est tout à fait frappant de constater combien de drames auraient pu être évités en interdisant à certains médecins de continuer à professer. Nos pairs manquent parfois de sévérité. Je pense notamment à cet autre dossier sur lequel j'ai travaillé. Un enfant de cinq ans et demi s'était fait opérer des végétations. Opération ô combien banale. Mais, à la suite d'une mauvaise prise en charge anesthésique et d'une surveillance défaillante, cet enfant fut victime d'une hypoxie cérébrale préopératoire, autrement dit d'une absence d'arrivée d'oxygène au cerveau… Il a aujourd'hui 18 ans et le niveau mental d'un enfant de six ans. On imagine la catastrophe, le drame vécu par les parents. Là non plus, je ne mis guère de temps à pointer la négligence de l'anesthésiste qui courait de clinique en clinique, multipliant ses revenus en multipliant ses patients, pratiquant des anesthésies standard comme d'autres ferment des boîtes de conserve à la chaîne. « D'autres » pour lesquels j'ai infiniment plus de respect que pour ce médecin irresponsable qui fut condamné au civil. Le pire est qu'il a continué à exercer après que son assurance se soit chargée de régler les dommages et intérêts à la famille. Comme si quelques deniers suffisaient à régler tous les problèmes. Oui, le pire, car il y a eu d'autres affaires dans lesquelles il était impliqué, jusqu'au jour où il est passé devant un tribunal correctionnel et a été condamné à une peine d'emprisonnement avec sursis et à l'interdiction d'exercer. Mais combien de drames a-t-il fallu avant d'en arriver là ?

Parfois, malgré les évidences, la justice répugne à condamner les responsables. Ce fut le cas dans un dossier où je n'étais pas le seul expert. Une jeune femme avait succombé à une hémorragie au cours de son accouchement, laissant derrière elle deux orphelins. Avec les autres experts, nous démontrerons aisément que la prise en charge avait été, sinon négligente, du moins totalement « incohérente ». J'emploie cet adjectif à dessein. Il est fort, précis, lourd de sens. L'incohérence a-t-elle sa place dans la pratique de la médecine ? La réponse me semble aller de soi. Cependant, ceux qui, aux yeux des experts étaient à 100 % responsables seront relaxés. Le tribunal reconnaîtra une faute mais aucune causalité directe entre cette faute et le décès de la jeune femme ! Il y eut appel et un nouveau procès à l'issue duquel les médecins furent à nouveau relaxés.

Fort heureusement, après cette affaire, grâce aux expertises mettant au jour les nombreux dysfonctionnements régnant dans cette clinique, celle-ci fut fermée. Incohérence encore, mais cette fois entre une décision administrative logique et la mansuétude d'un tribunal. Est-ce une question de confiance entre les juges et l'expert-médecin, homme de l'art pour qui la réalité et les conséquences de certains faits sont d'une évidence scientifique, objective et définitive ?

Parfois, il est impossible de répondre aux questions soulevées par une affaire. Impossible d'étayer les certitudes d'un juge ou de lever ses doutes : si la prise en charge avait été différente, est-ce que les chances de survie auraient été plus importantes ? Et de quel pourcentage auraient été ces chances supplémentaires ? Exemple : une patiente était morte au cours d'une opération banale après une aggravation inexorable de son état pendant plusieurs jours. La famille n'avait pas compris les explications des médecins et avait refusé leurs conclusions. Plus ennuyeux, elle avait refusé une autopsie ! Le juge s'était alors tourné vers moi, l'expert, avec cette question : de quoi est morte la patiente ? Aucune faute n'ayant apparemment été commise par aucun des intervenants, et comme il n'y avait pas d'autopsie possible, je n'ai pu m'en tenir qu'à des hypothèses. La réaction de la famille fut quelque peu sommaire, soupçonnant les médecins de se couvrir entre eux.

Certains dossiers pourraient inspirer des auteurs de polars ou des scénaristes en mal d'imagination ; ainsi ce malade, mort d'une embolie gazeuse massive dans sa chambre d'hôpital. On avait retrouvé la tubulure d'oxygène branchée… sur la perfusion ! Il n'avait aucune chance d'en réchapper.

Je devais répondre à cette question : s'était-il suicidé ou avait-t-il été victime d'une négligence, voire d'un meurtre ? Je ne pourrai jamais y répondre, émettant cependant une hypothèse. Cet homme, dans un état certainement confus, avait probablement quitté son lit pour aller aux toilettes en débranchant lui-même les tuyaux et avait inversé les tubulures au moment de les rebrancher. Celles-ci étant parfaitement identiques ; rien, ni aucune forme ni aucune couleur ne les différenciant. Si ce malade en réanimation avait pu effectivement se lever et se recoucher sans que personne ne s'en aperçoive, on pouvait alors estimer qu'il y avait eu un défaut de surveillance.

Après cette affaire qui m'avait troublé, craignant que ne surviennent d'autres cas du même genre, je suis allé jusqu'à Bruxelles pour essayer de faire changer la réglementation européenne. En vain. On n'imagine pas les bouleversements industriels qu'auraient provoqué la fabrication de tuyaux avec des embouts différents ! La bureaucratie de l'Union en a encore des sueurs froides. Je me consolais en me convaincant qu'on ne peut, malheureusement, effacer tous les risques et qu'il reviendrait aux chefs de service d'alerter leur personnel sur ces tubulures malignes, cause possible d'accidents mortels.

Vous l'aurez constaté, le défaut de surveillance est souvent à l'origine de drames que l'on aurait pu éviter. Il est vrai que nous sommes souvent confrontés à un manque de personnel mais rien ne nous empêche de trouver des remèdes. Faute de grives…

J'ai en mémoire la mort de deux jeunes gens, âgés d'une vingtaine d'années. Un couple. Ils vivaient ensemble et avaient été victimes d'une intoxication au monoxyde de carbone à cause d'un poêle défectueux. Hospitalisés, ils avaient été placés dans un caisson hyperbare[1], du même type que ceux qu'on utilise dans les accidents de plongée. Dans le cas d'une intoxication au monoxyde de carbone, le caisson hyperbare permet de déplacer l'oxyde de l'hémoglobine pour que de l'oxygène puisse de nouveau s'y fixer. Cela s'appelle une séance d'oxygénothérapie.

Tout aurait dû se dérouler normalement. Mais quand le caisson a été ouvert, les deux jeunes gens étaient morts, tous les deux victimes d'une embolie gazeuse massive, ainsi que le révélera l'autopsie.

Une dizaine d'experts se succéderont dans ce dossier, notamment des gens de la Comex[2], car personne n'y comprend rien. Et il fallait aller vite, car le caisson serait inutilisable le temps que durerait l'enquête, et nous étions en hiver, période durant laquelle les intoxications au monoxyde sont fréquentes. Sans compter que les hôpitaux ne sont pas tous, loin de là, équipés de caissons hyperbares.

On savait que la séance d'oxygénothérapie s'était indûment prolongée. On savait aussi, détail macabre, que la jeune fille s'était agitée, peut-être paniquée, comprenant ce qui se passait. On savait enfin que les deux victimes avaient été « remontées » de façon explosive, comme des plongeurs ne respectant pas les paliers avant de refaire surface. Peu à peu s'est dessinée cette évidence qu'ils avaient été... oubliés ! Oubliés dans cette prison d'acier leur assurant une mort atroce. S'étaient-ils vus mourir ? Difficile à dire. Je n'ai pu en tout cas m'empêcher d'y penser souvent dans les mois qui suivirent.

Finalement, le médecin et l'infirmier responsables de la séance seront mis en examen et lourdement condamnés par un

---

1. Le caisson hyperbare est un caisson d'acier à l'intérieur duquel la pression peut être augmentée à un niveau jusqu'à plusieurs fois la pression atmosphérique.
2. Comex : Compagnie maritime d'expertises,

tribunal correctionnel pour défaut de surveillance. Un défaut de surveillance… et deux morts stupides.

La majorité des accidents mortels sont évitables. C'est ce que m'ont appris toutes ces années d'expertises. L'« erreur médicale », comme seule et unique cause de décès est rarissime. Inorganisation, dysfonctionnements multiples et variés, défaut de management, absence de consignes claires et précises, manque de moyens ; voilà quelles sont le plus souvent les origines d'un drame. Aucun médecin, aucun chef de service, quelle que soit sa spécialité, n'est censé l'ignorer. Et puis tout le monde sait que l'ignorance n'a jamais diminué la responsabilité.

X

Pompidou, ton univers impitoyable

Près de 4 000 salariés, 806 lits et une cinquantaine de services de pointe répartis sur 120 000 m^2 ; 200 000 consultations et plus de 54 000 admissions par an pour un budget de 268 millions d'euros ! Comment qualifier autrement l'Hôpital européen Georges-Pompidou que de vaisseau amiral, dont la proue se dresse sur les bords de Seine, dans le XVe arrondissement ?

Construit sur les terrains vagues des anciennes usines Citroën, ce mastodonte a été inauguré par le président Jacques Chirac le 21 décembre 2000. Mais sa naissance fut le fruit d'une longue, très longue, gestation. Pour preuve, l'architecte du HEGP, Aymeric Zublena, fut choisi par le gouvernement de Pierre Mauroy, en 1983… On l'a tellement attendu cet « Hôpital du XVe » – car tel était son nom à l'origine – qu'on avait fini par ne plus y croire. On l'appelait l'Arlésienne, se demandant si un jour on le verrait enfin sortir de terre. Cela dit, nous savions qu'à terme, Laennec – auquel j'appartenais –, Boucicaut et Broussais seraient fermés pour être avalés par ce Moloch des quais de Seine.

Contrairement à ce que l'on pourrait logiquement croire, mon avenir n'allait pas inéluctablement se conjuguer avec l'hôpital Pompidou, dont le nouveau directeur affichait clairement ses ambitions. Au milieu des années 1990, il voulait les meilleurs médecins, ouvrant ainsi un *mercato* inédit dans notre profession. Et les meilleurs disponibles sur le « marché », selon ses critères, n'étaient pas forcément ceux de Laennec ou de Boucicaut. Résultat, tous autant que nous étions, nous nous sentions menacés. Et moi peut-être un peu plus que les autres car, si j'étais professeur, je n'étais pas encore « chef ». Je ne dirigeais aucun service autrement que par délégation.

Heureusement, l'Assistance publique reviendra à la raison, abandonnant ses rêves de grandeur qui, sur le plan strictement médical, n'avaient aucun sens. Le prestige est une chose, la compétence professionnelle en est une autre. Et les compétences étaient là, à portée de main. L'Assistance publique, dans sa grande clairvoyance, probablement soucieuse de ne pas faire exploser le budget du futur centre hospitalier avant même qu'il n'ait ouvert ses portes, finira par admettre que les chefs de service de Laennec peuvent l'être aussi à Pompidou. Seul bémol : le service d'anesthésie-réanimation qui n'avait pas de chef de service. Même si j'étais responsable de son fonctionnement, je ne l'étais que par délégation. Quant aux chefs de service de Boucicaut et Broussais, ils allaient être frappés par la retraite. C'est ainsi que l'Assistance publique a lancé un recrutement pour ce poste extrêmement attrayant. Je me suis porté candidat, me retrouvant en compétition avec des confrères dont certains étaient déjà chefs de service dans des hôpitaux de l'Assistance publique.

On ne décroche pas une telle direction sur sa seule bonne mine ou sur ses seules compétences, fussent-elles des plus remarquables. Il fallait non seulement présenter un projet mais aussi – et surtout ? – ne pas ménager sa peine auprès de ses pairs, mobiliser ses réseaux et se plier à un lobbying de bon aloi, ce que je fis comme l'aurait fait n'importe quel candidat à l'Académie française.

Mes efforts furent couronnés de succès. En 1998, j'étais nommé chef des services d'anesthésie-réanimation des hôpitaux Broussais, Boucicaut et Laennec qui allaient devoir se fondre en un seul et unique service. Une tâche certes exaltante, mais dont je n'avais pas mesuré toutes les difficultés. Mon chemin de croix ne faisait que commencer. J'avais encore des cheveux noirs. Ils allaient bientôt virer au gris.

Palabres et ronds de cuir

Des centaines de réunions. Je n'exagère pas, il y a eu des centaines de réunions et des dizaines de commissions d'experts plus experts les uns que les autres, chacun tenant bien évidemment à faire valoir son opinion. Avant même d'attraper des cheveux gris, j'ai commencé par me les arracher. Combien de fois me suis-je dit que ces discussions qui n'en finissaient pas ne servaient pas à grand-chose, puisque l'administration, sur chaque dossier, ne retenait que l'avis qui lui convenait le mieux pour des considérations essentiellement financières ou par simple esprit de contradiction. Exemple : une experte considérera du haut de sa science infuse que le futur hôpital européen – j'insiste sur ce mot – n'aurait pas besoin d'une hélistation. Elle estimait qu'on était suffisamment près de l'héliport d'Issy-les-Moulineaux. Stupidité absolue ! Quand un hélicoptère atterrit à distance d'un hôpital, il faut évidemment envoyer une ambulance prendre en charge le malade alors que ce quartier connaît des embouteillages monstrueux tout au long de l'année. La Porte de Versailles, à deux pas, cumule en effet les spectacles du Palais des sports et les multiples salons du Parc des expositions, drainant des milliers de visiteurs et presque autant de véhicules. Il n'y aura pas d'hélistation. Une aberration totale dans un hôpital où l'on souhaite traiter beaucoup de grosses urgences et en particulier des polytraumatisés dont la vie est en jeu. Aujourd'hui, construire une hélistation coûterait beaucoup trop cher, plus cher en tout cas qu'à l'époque si on l'avait créée d'emblée. J'ai essayé de défendre mon point de vue, celui de l'homme de l'art, du praticien… mais je n'avais pas voix au chapitre. Chaque jour, nous souffrons de l'absence de cette hélistation alors qu'il y en a à Bicêtre, à la Pitié-Salpêtrière ou à Lariboisière. Pompidou est le seul à ne pas en avoir.

Plus tard, il y aura la controverse sur les salles de réveil. Là non plus on ne m'écoutera pas. J'étais favorable à un regroupement majeur des plateaux techniques et en particulier des salles d'opérations. On a préféré les disperser dans l'hôpital. Au lieu d'avoir une grande salle de réveil, on a fait des petites salles à proximité des lieux d'intervention, extrêmement coûteuses en personnel. Ce fut une controverse permanente, et néanmoins courtoise, avec le premier directeur, Louis Omnés. Il était contre cette grande salle de réveil qu'il qualifiait de hall de gare. Il l'a même écrit noir sur blanc[1] : « Le professeur Safran, chef du service d'anesthésie-réanimation, m'a souvent reproché, de façon amicale, le fait qu'il y ait une salle de réveil pour la chirurgie générale, une pour la chirurgie cardiaque, une pour la chirurgie ambulatoire et une salle de réveil pour les endoscopies. Pour optimiser les compétences rares des médecins et des infirmiers anesthésistes, l'idéal eût été sans doute de réunir ces salles en une seule, type « grand gymnase » du réveil… mais le mélange des genres ! » Je maintiens ma position, surtout à l'épreuve des faits. Quant à la salle de réveil principale, ce n'était guère mieux. Elle était totalement « impraticable », aberrante. Absolument pas fonctionnelle. Elle était « boxée », afin que les malades soient séparés, isolés les uns des autres alors qu'il aurait fallu une grande salle commune avec un poste de surveillance située au centre, d'où infirmières et médecins auraient pu surveiller efficacement les malades. Et je rappelle l'importance de la surveillance lors de cette phase du réveil. Louis Omnès n'a jamais rien voulu

1. *In Hôpital Pompidou, une rumeur maligne*, de Louis Omnès. Éditions Taillandier, 2006.

entendre. Résultat, lorsqu'on a ouvert Pompidou et que la Ddass est passée pour la visite de conformité, elle a immédiatement interdit le fonctionnement de cette salle... Il a donc fallu faire d'énormes travaux pour la remettre aux normes. Cela a coûté cher. Louis Omnès m'accusera d'avoir fait pression sur la Ddass... comme si j'avais eu les moyens de faire pression sur qui que ce soit !

Je serai nommé officiellement chef du service d'anesthésie-réanimation de l'Hôpital européen Georges-Pompidou, un an et demi avant l'ouverture. Les affaires sérieuses allaient commencer.

J'allais devoir préparer, imaginer, ce que derait être un grand service d'anesthésie, en faisant preuve d'autorité et de compréhension. D'autorité, car les médecins et le personnel de Laennec, de Boucicaut, de Broussais et aussi de Rothschild, allaient devoir admettre qu'ils n'étaient pas en territoire conquis, que le patron c'était moi et personne d'autre. De compréhension, car j'avais bien conscience que chaque service de chacun de ces hôpitaux avait ses propres pratiques, sa propre façon de fonctionner, ses propres habitudes qu'il faudrait abandonner pour se fondre en une seule unité, une seule équipe, dont les méthodes et l'organisation étaient nouvelles. Je rappelle l'importance du service que j'allais avoir sous ma responsabilité, le deuxième après celui de la Pitié-Salpêtrière : 290 personnes dont 87 médecins. Une vraie PME.

Il ne faut pas oublier qu'à l'origine les établissements étaient des hôpitaux pavillonnaires fonctionnant en quasi-autarcie. C'était le cas plus particulièrement des disciplines chirurgicales, chacune ayant leurs anesthésistes attitrés. Depuis des années, dans chacun de ses hôpitaux, chaque anesthésiste travaillait dans la même discipline médicale. Conséquence, en dehors de Laennec que je dirigeais depuis des années, les anesthésistes n'avaient pas le sentiment, et on le comprend, d'appartenir à une discipline, à un seul et unique service d'anesthésie-réanimation. Leur équipe, c'était le service de chirurgie. Leur patron, c'était le chirurgien. C'est cela qui allait devoir changer.

Il m'est vite apparu qu'à Georges-Pompidou, si on recréait toutes ces chapelles, le système ne pourrait pas fonctionner très longtemps. Et c'est moi qui allais conduire le changement, pressentant quelques résistances mais pas au point culminant qu'elles allaient bientôt atteindre.

Sur le papier, mon idée avait le mérite de la simplicité. Je voulais créer un grand fond de polyvalence, ce qui n'empêcherait pas un anesthésiste « polyvalent » d'avoir des zones d'expertises particulières... là ou une expertise particulière serait nécessaire. Exemple : la chirurgie cardiaque, la transplantation cardiaque ou pulmonaire sont des spécialités exigeant un véritable apprentissage s'ajoutant aux connaissances générales. Il faut préciser qu'il n'y a rien de commun entre une anesthésie cardiaque et orthopédique. Ce ne sont pas les mêmes malades ni les mêmes techniques.

Ce que je craignais s'est finalement produit. Les équipes de Boucicaut, de Broussais et Rothschild sont arrivées avec la volonté farouche de recréer, à Pompidou, la niche qu'elles avaient connue dans leurs hôpitaux d'origine. Si je les avais laissé-faire, on aurait vite eu quatre ou cinq services autonomes, chacun prêchant pour sa propre chapelle et totalement déconnectés de l'intérêt général, diluant du même coup mon autorité. Mon objectif a donc été de battre les cartes au maximum, dés le départ, sans laisser à qui que ce soit le temps de respirer, espérant provoquer un électrochoc pour que les pratiques anciennes ne se réintroduisent pas à Georges-Pompidou.

Dans l'intérêt du malade, il n'était évidemment pas question d'imposer un anesthésiste en chirurgie cardiaque s'il n'en avait jamais fait. Non, l'idée était de faire en sorte que celui qui n'avait jamais fait de chirurgie cardiaque puisse se retrouver au côté d'un expert, dont la mission était de transmettre son savoir afin qu'il y ait une homogénéisation maximale. Il ne s'agissait rien moins que de transférer la connaissance. C'est ainsi et pas autrement que l'on peut tendre vers l'excellence. Était-ce une ambition condamnable ? Fallait-il avoir honte d'afficher le désir de vouloir s'améliorer, d'aller toujours plus loin ?

Dans l'intervalle, un événement capital est survenu : la réforme du temps de travail et l'obligation du repos de sécurité (c'est-à-dire un jour de repos obligatoire au lendemain d'une garde). Dans une équipe aussi importante que la mienne, il y a beaucoup de gardes et donc, chaque jour, un certain nombre de médecins sont absents. À cause de cette nouvelle donne, la polyvalence que je voulais instaurer devenait donc plus que jamais nécessaire, sinon – entre celui qui est en repos de sécurité, l'autre en vacances, en formation ou en congé maternité – nous risquions d'être confrontés à des périodes où il n'y aurait plus eu personne dans une même discipline chirurgicale.

Malgré les évidences, la résistance s'est organisée jusqu'à devenir une guerre ouverte. On a voulu ma peau. J'en étais presque à vouloir mettre un panneau sur la porte de mon bureau : « *No pasaràn* ! ». Cela a commencé dès le premier jour et a duré pendant près de cinq ans. C'est long, cinq ans, quand on prend des coups tous les jours. Mais c'était sans compter sur mon obstination, sur ma propre capacité de résistance, surtout quand je suis sûr d'avoir raison, d'être sur le bon chemin. J'ai donc affiché une volonté inébranlable face aux cabales, aux rumeurs de toutes sortes, n'oscillant pas d'un millimètre même confronté aux alliances tactiques entre chirurgiens, anesthésistes et infirmières. Pour tout dire, je trouvais leur conservatisme, leur incapacité à évoluer, plutôt pitoyables. J'ai toujours pensé que cette impossibilité à se projeter dans l'avenir, ce refus d'aller de l'avant, étaient le fruit de l'ignorance. Et l'ignorance génère toujours la peur. Attitude irréfléchie et indigne de la part de personnes censées œuvrer d'abord pour les malades qui, finalement, n'avaient pas leur place dans ce combat d'arrière-garde aussi futile que stérile.

Certains considéraient que je faisais ça pour « emmerder le monde » – passez-moi l'expression mais elle m'a été rapportée en ces termes – et installer un pouvoir personnel, malgré l'implacable logique du modèle que j'ai fini par instaurer contre vents et marées et qui, à la lumière de l'expérience, a largement démontré qu'il était le bon, qu'il n'y en avait pas d'autre possible, ma modestie dût-elle en souffrir.

D'autres n'ont eu de cesse de dénoncer ma gestion des ressources humaines sans vraiment parvenir à démontrer quoi que ce soit. Les plus tenaces sont même allés jusqu'à déclencher un audit en guidant la main des auditeurs, en essayant de dicter leurs conclusions. Mal leur en prit puisque l'audit me fut favorable à 90 % !

Ce fut une lutte de tous les instants, requérant un maximum de vigilance, notamment avec les chirurgiens qui n'en faisaient qu'à leur tête, les uns décidant, par exemple, de mettre tel malade au programme opératoire sans concertation ou bouleversant l'agenda la veille, les autres plaçant en tête de la liste d'attente un patient appartenant à leur clientèle privée. Il est même arrivé que certains aient insisté pour opérer un malade malgré le refus de l'anesthésiste ! Non, ce n'est pas un épisode de *M.A.S.H* mais la triste réalité.

Le malade dans tout ça ? Oublié ! Ces Che Guevara à la petite semaine s'en foutaient comme de leur premier bistouri ! Combien de fois ai-je déploré que les hôpitaux soient si souvent le ring d'une lutte de pouvoir ? À quoi bon ? Vouloir changer les hommes serait espérer de leur part trop de vertu. Certains devraient méditer cette phrase de Montesquieu : « Un homme n'est pas malheureux parce qu'il a de l'ambition, mais parce qu'il en est dévoré ».

J'ai bénéficié de peu de soutiens durant cette période. Trop peu. Au début, seuls quelques médecins, dont mon futur adjoint, m'ont efficacement épaulé. Puis, heureusement, les nouvelles générations ont débarqué. Les anciens ont fini par prendre leur retraite. Cela valait mieux, ils devenaient aigris. Les plus jeunes ne se sont jamais fait prier pour profiter de la polyvalence que je proposais. Tous, sans exception, ont affiché leur volonté de ne pas faire la même chose toute leur vie.

Je sortirai épuisé de cette épreuve mais les faits m'ont donné raison. Aujourd'hui, le service fonctionne à peu près comme il devrait fonctionner. Je ne dirai pas que cette épreuve m'a fait vieillir prématurément mais mes cheveux gris sont là pour témoigner de l'âpreté du combat que j'ai eu à mener dans une solitude parfois pesante.

Malheureusement, cette tranche de vie allait m'apporter une autre grande déception que, de prime abord, je ressentais comme un abandon. La blessure fut profonde et mit du temps à se refermer.

L'affaire Even

Oui, Philippe Even, mon père spirituel, mon maître à penser.

En octobre 2001, sort un livre qui va faire du bruit et dont le titre s'affiche en caractères gras à la une de certains magazines : *Les scandales de l'hôpital Pompidou et des Hôpitaux de Paris*. Il est édité au Cherche-Midi et signé de Philippe Even. Il ne m'en avait rien dit. Il n'a jamais évoqué ce projet devant moi. C'est un livre réquisitoire. Il arrive au pire moment alors que nous venons à peine de nous installer. Il suffit de lire la quatrième de couverture pour se faire une idée de la puissance de la charge : « Vétusté, non-conformité aux normes de sécurité, services d'urgences incapables d'assurer leur office, incohérences de fonctionnement ; manque de lits de dégagement, pauvreté de la recherche... » Ce livre est un réquisitoire radical : « L'AP-HP (Assistance publique-Hôpitaux de Paris) est, dans sa forme actuelle, inapte à remplir correctement sa mission d'établissement public de santé (…). Les problèmes de l'hôpital Pompidou sont emblématiques de ce naufrage général. De ce sombre tableau émerge cependant, grâce à tout le personnel soignant, une médecine de qualité. Jusqu'à quand et à quel prix pourra-t-elle rivaliser avec les meilleures médecines hospitalières du monde ? (…). » Qui dit mieux ?

Pourquoi ce livre ? Par déception probablement. C'est en tout cas ce que je pense à l'époque. Car Philippe Even, en tant que chef de service à Laennec et doyen de la faculté, a été très largement partie prenante dans le projet Pompidou. Il s'y s'est beaucoup investi pendant quinze ans. Et finalement, quand l'hôpital ouvre enfin ses portes avec le retard que l'on sait, Philippe Even est frappé par la retraite. C'est certainement une désillusion et une grande déception. Et puis les choses ne se feront pas telles qu'il les avait souhaitées.

Dés l'ouverture, on comprend qu'aux querelles de territoires entre les gens de Laennec, Boucicaut et Broussais – les deux premiers se liguant contre le dernier – va se greffer une rivalité universitaire. En effet, il faut savoir que Laennec et Boucicaut dépendaient de la faculté Necker-Enfants malades alors que Broussais dépendait de la faculté Broussais Hôtel-Dieu. À la juxtaposition de plusieurs hôpitaux s'ajoutait donc la juxtaposition de deux facultés. Une usine à gaz ! L'Hôpital européen Georges-Pompidou risquait donc de se retrouver avec des médecins dépendant de facultés différentes avec la présence de deux doyens. L'administration finira par trouver une solution. La seule qui s'imposait : la fusion des facultés entre elles. Tout simplement.

Paraît donc le livre de Philippe Even. Je le lis et le reçois très mal. Il m'a même beaucoup blessé. C'est simple, je me sens personnellement visé, insulté puisque finalement le livre sous-entend que tous les gens qui travaillent à Georges-Pompidou sont des imbéciles. Manifestement, les renseignements qu'a reçu Philippe Even de l'intérieur sont erronés. Je le sens instrumentalisé. J'estime alors que la critique est un peu facile. Venant de lui, cela me touche. Quiconque aurait écrit la même chose, ne m'aurait fait ni chaud ni froid. Je ressens un sentiment d'injustice non seulement vis-à-vis de moi-même mais aussi et surtout à l'encontre du directeur et d'un certain nombre de collègues de l'hôpital. Ce livre, c'est un peu le coup de pied de l'âne venant d'un homme que je respecte infiniment et dont l'opinion, le regard qu'il a sur les choses et les gens, ont toujours beaucoup compté pour moi.

L'hôpital vient d'ouvrir, je suis à la tête du plus gros service. Ma tâche est énorme et ma mission est de le faire fonctionner le plus efficacement possible. Pompidou existe, il n'y a pas à revenir là-dessus. Nous n'avons d'autre choix que le faire fonctionner. Certes, il y a des dysfonctionnements. Cela ne m'étonne pas. Un tel ensemble hospitalier, une telle entreprise humaine ne peut se mettre à fonctionner parfaitement d'un seul coup de baguette magique. C'est une machine énorme et nous rencontrerons, logiquement, des difficultés encore pendant plusieurs mois. C'est pourquoi j'avais refusé, jusqu'à la parution du livre, d'entrer dans la polémique préférant me consacrer au fonctionnement de mon service.

Puis il y eut mon interview dans *Le Monde*. Elle allait entraîner une fâcherie longue de quatre années avec Philippe Even. C'est vrai, je me suis lâché. J'ai dérapé, incapable de maîtriser ma rancœur contre certains propos tenus dans son livre. Dans cette interview, je compare avec une pointe d'ironie la situation de Philippe Even à celle du lieutenant Drago dans *Le désert des Tartares*. J'explique qu'il s'est battu pendant quinze ans pour l'Hôpital européen Georges-Pompidou avant d'en être écarté pour cause de départ à la retraite et qu'il en nourrit probablement une très grande amertume…

Le journal était à peine dans les kiosques que Philippe Even m'appelait. Je ne saurai dire pourquoi mais lorsque le téléphone a sonné, et avant même de décrocher le combiné, j'ai su que c'était lui. J'ai tout de suite reconnu sa voix. Sur un ton acide, il me fait remarquer que je suis allé un peu loin. Il se dit encore déçu de mon attitude. Et puis, il a cette phrase que je n'oublierai jamais : « Vous (tu ?) m'avez trahi ! ». Dois-je à nouveau rappeler que celui qui tient ces propos est mon maître, mon père spirituel ? Que c'est à cet homme que je dois les années les plus riches de mon existence ? Faut-il balayer tout ça ? Ce jour-là, je crois encore que la brouille ne sera que passagère. Mais les choses vont encore s'aggraver.

Philippe Even va en effet tenter de créer, avec un certain nombre de médecins et de chirurgiens, une association de la médecine hospitalière. Il me demande d'y participer. Je refuse sur un ton qui lui déplaît.

– Il y a un moment, me fait-il remarquer, où il faut avoir le courage de prendre une position. On est pour ou on est contre.

– Dans votre association, il y a des gens infréquentables, lui dis-je, et je n'ai pas envie de les voir ! Il raccroche. L'association ne verra jamais le jour. Quant à notre fâcherie, elle va durer quatre longues années.

Pour moi, c'est très difficile à vivre. J'ai le sentiment de perdre un point d'ancrage, une référence, une sorte de havre dans lequel je peux me réfugier quand j'en ai besoin. Ses conseils me manqueront, ses points de vue aussi, de même que nos longues conversations au cours desquelles nous avons pris l'habitude, comme deux vieux copains, de refaire le monde autour d'un verre en fumant un bon cigare. Je me sens seul et abandonné. Comme un gamin. Je suis un affectif et lui aussi. On ne se refait pas.

Durant cette période, Philippe Even dirige toujours l'Institut Necker mais je n'y participe plus. Un an après ce malheureux coup de fil, je fais une première tentative de « raccommodage ». Je l'appelle pour lui souhaiter la bonne année. Il m'envoie paître sur un ton qui ne souffre aucune réplique : « Ça n'est pas utile que vous (tu ?) me souhaitiez la bonne année ». Et il raccroche. Je n'entendrai plus le son de sa voix pendant les trois années qui suivront. Malgré tout, grâce à sa femme qui nous trouve ridicules, j'aurai régulièrement de ses nouvelles.

Un matin, alors que je suis assis à mon bureau, contemplant les dossiers qui s'empilent, fumant mon énième cigarillo qui, je le sais empeste l'atmosphère, ma secrétaire me passe un appel. C'est la secrétaire de l'Institut Necker. C'est aussi celle de Philippe Even…

– Est-ce que vous voudriez bien venir voir le patron demain matin ? me demande-t-elle

– Oui… bien sûr. J'ai répondu sans l'ombre d'une hésitation.

Comment vont se passer ces retrouvailles ? D'ailleurs, s'agit-il de retrouvailles ? Que veut-il me dire ? Comment vais-je me comporter ? Finalement, à peine ai-je mis un pied dans son bureau que nous tombons dans les bras l'un de l'autre…

– On a été très cons, me dit-il, non ?

– Oui, dis-je simplement sans savoir quoi ajouter.

Nous n'avons jamais reparlé de l'Hôpital européen Georges-Pompidou. Ni de son livre. Ni de mon interview dans *Le Monde*.

Avec le recul, je suis en accord avec un certain nombre de choses qu'il a écrites dans son bouquin et qui m'ont primitivement heurté, qu'il s'agisse des modes d'organisation ou de l'accueil des malades. Il n'empêche, l'Hôpital européen Georges-Pompidou reste un magnifique outil de travail doté d'un plateau technique extrêmement performant. Et l'accueil des patients y est de très bonne qualité, même s'il y a encore beaucoup de choses à améliorer, comme l'informatique de piètre qualité, totalement surannée.

Globalement je suis heureux de travailler dans cet hôpital où se trouvent de nombreux pôles d'excellence. Je regrette cependant la forte prégnance de l'activité libérale qui, chaque jour, perturbe le fonctionnement quotidien de certains services. Je reviendrai également sur ce sujet.

L'Hôpital européen Georges-Pompidou est à lui seul le symbole de la situation que connaît actuellement l'ensemble de notre système hospitalier. Celui-ci est en pleine mutation, vivant un bouleversement total, alors que la notion de profit ou de rentabilité risque de prendre le pas sur la qualité des soins. Si tel devait être le cas, ce serait catastrophique.

XI

Le don d'organes, le don de la vie

Le corps est allongé au beau milieu d'une rue. De toute évidence, il s'agit d'un jeune homme. Il vient d'être renversé par une voiture dont on aperçoit le nez à quelques mètres de son corps. Déjà quelques badauds s'agglutinent autour de lui. On comprend qu'il est mort. En dessous, ces quelques mots : « On peut être un héros après sa mort ». Vous l'aurez compris, il s'agit d'une affiche. Elle a été réalisée à l'occasion de la journée mondiale du don d'organes, à la demande de la Fédération France Adot. Vous aurez également compris que l'objectif de cette affiche est de sensibiliser les Français sur le don d'organes.

C'est un sujet qui m'est cher et auquel je suis confronté fréquemment. En effet, l'hôpital Pompidou est l'un des centres agréés pour les prélèvements d'organes chez les patients en état de mort encéphalique. Nous faisons partie d'un réseau d'hôpitaux préleveurs, le réseau ouest-francilien pour être précis. Mon service est donc en première ligne dans cette lutte de tous les instants qu'est le don d'organes. Lorsqu'un patient est jugé en état de mort encéphalique, une procédure complexe est immédiatement déclenchée. Elle va durer de longues heures et peut, éventuellement, se terminer par le prélèvement d'un ou plusieurs organes.

Avant d'aller plus loin, un rappel historique s'impose. Depuis 1976, la loi Caillavet définit le don d'organes comme gratuit et anonyme. Comme en Espagne, en Italie, en Belgique, en Suède ou en Finlande, le consentement du donneur est « présumé », ce qui n'empêche pas la famille de s'y opposer, même si le donneur a manifesté son accord de manière explicite. Il existe bien un « registre national des refus » – il a été créé il y a onze ans – qui permet à chacun de signaler son opposition mais seulement 71 000 personnes y sont inscrites ; soit parce que cette démarche s'avère difficile, soit parce que l'existence de ce registre reste méconnue.

Autre chiffre révélateur de la difficulté à prélever des organes : dans un tiers des cas, la famille, consultée avant tout prélèvement, oppose un refus. Et puisque la famille est forcément consultée, les adultes favorables au don d'organes ne peuvent en aucun cas être certains que leur volonté sera respectée si leurs proches y sont opposés. Et la carte de volontaire du don distribuée par l'Agence de biomédecine n'y peut rien changer ; elle n'a en effet aucune valeur légale. Là réside toute l'ambiguïté de la loi. Ne faudrait-il pas, comme chez nos voisins danois, anglais ou allemands, un registre où chacun, alors qu'il est encore en bonne santé, pourrait exprimer clairement son consentement, sans qu'il soit possible, en aucun cas, de le contourner ? Nous aurions fait un grand pas ! Et s'il m'est permis de donner un conseil à ceux qui veulent que leur mort serve à sauver des vies, le plus simple est de communiquer sa volonté à ses proches. Et pas seulement communiquer, expliquer s'il le faut pour que cette décision soit absolument respectée. Expliquer, parler, échanger… parce que ce choix de donner ses organes n'est pas un choix anodin. Jamais. C'est une chose de prendre une décision, après y avoir ou pas mûrement réfléchi, c'en est une autre que de la faire admettre à ses proches. Eux aussi doivent comprendre. Je le répète, c'est souvent à leur refus que nous nous heurtons parce que le défunt n'a pas jugé bon de partager avec eux cette démarche. Dés lors, faut-il s'étonner que la pénurie d'organes en France soit une vraie plaie ? Fin 2008, la liste d'attente de greffes comportait plusieurs milliers de personnes, dont plus de 200 sont décédées, faute d'organes disponibles. En 2008, 4 600 transplantations, tous organes confondus, ont été réalisées en France. Pourtant, 14 000 malades vivent dans l'attente d'une transplantation.

Toujours en 2008, rien que pour la région Île-de-France, selon l'Agence de biomédecine, 1 414 greffes ont pu être réalisées (699 reins, 451 foies et 124 cœurs). Un chiffre comparable à celui de l'année précédente alors que, dans le même temps, 4 896 malades avaient besoin d'un don d'organe. Plus d'une centaine sont décédés faute d'avoir pu recevoir une greffe.

Si certains rechignent à vouloir changer la loi, j'y suis pour ma part totalement favorable. Non seulement pour multiplier le nombre de greffons mais aussi pour éviter la « marchandisation » ou le trafic d'organes qui existe dans certains pays. Il faut que cette démarche reste celle du don de soi, de l'homme pour l'homme, sans arrière-pensée mercantile.

Dans mon service, comme dans chaque hôpital préleveur, il y a deux personnes responsables : un médecin coordonateur des prélèvements et une infirmière ou infirmier. Ils travaillent ensemble pendant tout le temps que va durer la démarche du prélèvement. C'est parfois une course contre-la-montre. Une course pour la vie. Cela passe d'abord par la réanimation du défunt. Celui-ci doit en effet être maintenu dans une vie végétative avec des organes « vivants », autrement dit fonctionnels. Après avoir établi le diagnostic de mort cérébrale qui correspond à des impératifs réglementaires très précis, nous nous mettons en relation avec l'Agence de biomédecine qui supervise tout ce qui touche au prélèvement et à la greffe d'organes. L'Agence gère également les listes de receveurs potentiels. Viennent ensuite les procédures d'ordre strictement médical. Le but est de répertorier les organes fonctionnels et de les analyser afin d'identifier toutes les contre-indications éventuelles au prélèvement et donc à la greffe : infections virales, bactériennes, etc. Il faut ensuite évaluer la fonctionnalité des organes que l'on va prélever, qu'il s'agisse du foie, du cœur ou des reins. Enfin, reste le plus dur : le dialogue avec les familles…

C'est à chaque fois une nouvelle épreuve, un nouveau défi dont je me charge très souvent. Cela commence toujours de la même façon. Il me faut d'abord annoncer, dans un délai très bref, la mort cérébrale. C'est un moment d'une extrême violence pour les proches. Bien que me livrant à cet exercice pénible assez régulièrement, je ne le fais jamais sans être moi-même sous le coup d'une forte émotion que je prends garde à ne pas laisser transparaître. Je dois rester dans mon rôle de praticien, dans le rôle de celui qui sait, qui va expliquer et faire comprendre ce qu'est la mort cérébrale. Ma blouse blanche est mon rempart.

Comment dire ce qu'est la mort quand une apparence de vie est encore là ? Qu'est-ce que cela signifie ? Qu'est-ce que donc que cette vie artificielle ? Comment faire admettre que sans ces machines, ce corps ne serait plus animé d'aucun souffle, que le sang ne coulerait plus dans ses veines et que son cœur ne battrait plus, qu'il ne « pourrait » plus battre ? Oui, leur cerveau est mort même s'ils n'ont pas l'air mort. Oui madame, oui monsieur, le cerveau de votre enfant, de votre époux, de votre mari, de votre frère est mort… C'est fini.

C'est tout cela qu'il faut que j'explique en premier lieu, avant même d'aborder cette autre question douloureuse qu'est le don d'organes. Certains comprennent. D'autres pas.

L'exercice est d'autant plus délicat que le temps presse. Toujours. À peine l'Agence de biomédecine est-elle alertée qu'elle attribue les organes à différents receveurs, en fonction de la liste d'attente et d'un certain nombre de critères d'urgence. Après 24 heures, à 36 heures dans le meilleur des cas, les équipes préleveuses arrivent sur place, prêtes à emporter leur précieux butin. Elles viennent d'un peu partout, de Nantes, Bordeaux ou de Marseille, voire de l'étranger. Il faut donc aller vite. Mais comment « aller vite » face à des familles pour lesquelles s'ouvre une période de deuil ? C'est la pire des situations. C'est un peu comme si quelqu'un ne cessait de me pousser dans le dos jusqu'à me coller contre un mur que je ne pourrai jamais traverser. Ce mur, ce sont les proches auxquels je dois parler en respectant leur peine, sans jamais les heurter, en faisant en sorte qu'ils acceptent au pire de m'écouter, au mieux de dialoguer. À moi de faire preuve de tact, de créer une empathie, de devenir presque l'un des leurs alors que désormais chaque minute compte.

De deux choses l'une : soit le défunt a clairement exprimé son opposition et il s'est inscrit sur le registre national des refus. Soit il n'a pas manifesté clairement sa volonté de son vivant. Dans ce cas, nous devons nous efforcer de recueillir les témoignages de la famille sur la position que le donneur potentiel avait ou aurait eu de son vivant. C'est extrêmement pervers puisque cela revient quasiment à obtenir le consentement des proches. Or, ce n'est ni l'esprit ni la lettre de la loi. Il est alors évident que si une famille est contre, elle va être appelée à s'exprimer. S'il en a été question du vivant du donneur, ce ne sera pas compliqué. En revanche, si le sujet n'a jamais été abordé, cela sera plus difficile. Qu'en aurait-il pensé ? A-t-on souvenir de l'avoir entendu s'exprimer sur le sujet ? Il faut en quelque sorte plonger dans un passé qui ne nous appartient pas. C'est évidemment une lourde responsabilité pour la famille. Il y a malheureusement des situations où le dialogue est impossible. Il arrive que les proches soient dans un tel état de révolte que se crée une hostilité contre laquelle nous ne pouvons pas faire grand-chose. Ils en veulent à la terre entière et pour commencer aux médecins que l'on soupçonne trop souvent de ne pas « avoir fait ce qu'il fallait ». Et puis il y a les interdits religieux. La famille refuse alors purement et simplement le prélèvement. On ne peut pas aller contre. Il en relève de la liberté de chacun.

Parce que la vie est faite pour faire le bien…

Je pourrais raconter des dizaines d'histoires, toutes plus dramatiques les unes que les autres, espérant ainsi sensibiliser le lecteur à cette grave question du don d'organes à laquelle nous sommes confrontés régulièrement. Je me bornerai à en relater deux. Pourquoi ces deux-là ? Parce qu'elles m'ont marqué plus profondément. Tout simplement.

Il y a d'abord celle de ce jeune étudiant allemand qui faisait ses études en France dans le cadre du programme Erasmus[1]. Il avait organisé une petite fête après avoir passé brillamment ses examens. Cela s'était passé dans un appartement où, pour une raison que j'ignore, ce jeune homme est tombé du balcon situé au troisième étage. Victime de polytraumatismes, dont un crânien très grave, ce jeune homme était en état de mort cérébrale et il m'avait fallu avertir sa famille restée en Allemagne et la faire venir à Paris. Le père était médecin, ce qui m'avait évité d'entrer dans de trop longues explications sur l'état de son fils. Quand il a été question du don d'organes, le père, plutôt que de prendre seul la décision, a décidé de réunir la famille. La réponse fut positive, pour deux raisons majeures que le père avait tenu à m'expliquer. La première tenait au fait que son fils se destinait à une carrière médicale. La seconde, la plus importante du point de vue de la famille, tenait à la générosité du jeune homme. J'avais été frappé par le calme de ce père transpercé par la douleur mais qui avait tenu, malgré tout,

1. Programme permettant à des étudiants européens d'effectuer une partie de leurs études dans un autre établissement de l'Union européenne, pendant 3 mois au minimum ou 1 an au maximum.

à m'exposer le plus calmement possible et dans un français parfait les raisons de ce choix. Chaque pore de sa peau exhalait une déchirure, une souffrance que je ressentais comme si elle avait été la mienne propre. L'empathie, bien sûr, d'un père face à un autre père et cette injustice – mais il en est souvent ainsi – de cette mort frappant un homme jeune, qui s'apprêtait à retrouver les siens après avoir vécu un moment de bonheur.

Quelques semaines après, j'avais reçu un mot de remerciement des parents pour la façon dont les choses s'étaient passées. Ils nous remerciaient ! Alors que c'est nous qui aurions dû les remercier. Ce que je me suis empressé de faire.

Un enfant. Encore. Ce sont évidemment les morts les plus injustes, les plus révoltantes. Celles qu'on ne comprend pas et qu'on ne peut admettre. Lorsque j'évoque la mort d'un enfant, je pense toujours à cette phrase tirée d'un poème lu je ne sais plus où, écrit par le père d'une fillette victime d'un accident : « Une inexpugnable forteresse de douleur ». C'est bien de cela qu'il s'agit, d'une douleur si profonde que rien jamais n'en viendra à bout.

C'était une famille d'origine africaine dont l'enfant avait été victime d'un accident. Ils étaient une vingtaine, présents au chevet du petit. Une vraie tribu. Un groupe extraordinairement soudé autour du patriarche qui était le seul à s'exprimer. Je ne savais même pas si je m'adressais au père. En tout cas, le dialogue s'est installé avec lui et avec personne d'autre. J'entrevoyais les difficultés à venir face à des gens issus d'un milieu modeste et d'une autre culture que la nôtre. J'avais des *a priori*, redoutant de leur part une réflexion sommaire. Je me trompais.

Il a d'abord fallu que je leur explique la mort cérébrale. Ils m'ont écouté avec la plus grande attention. Leur étonnement se lisait dans leurs yeux. Comprenaient-ils ce que je tentais de leur expliquer ? Mon monologue dura plusieurs minutes sans qu'à aucun moment, rien ne vienne troubler l'épais silence qui s'était abattu dans la pièce. Je parlais sans savoir si ce que je disais avait le moindre impact. Quand j'eus terminé, le patriarche prit la parole à son tour : « Écoutez, me dit-il sur un ton posé, ce don d'organes, ce n'est pas du tout dans notre culture et on n'a jamais eu un cas comme celui-là. Mais, compte tenu de la façon dont vous nous avez reçus et comment vous nous avez expliqué la situation, nous allons réunir un conseil de famille. Nous reviendrons dans deux heures et je vous donnerai notre décision ». Il n'a rien ajouté d'autre. Et ils sont tous partis. À ce moment-là, je me suis dit « C'est foutu… Ils ne reviendront pas. » Cela m'était déjà arrivé quelquefois. Je décidai d'attendre avant de prendre une décision. Et au bout de deux heures, ainsi qu'ils me l'avaient promis, ces gens sont revenus. Il n'y avait que des hommes. Pas de femmes et pas la mère de l'enfant.

« Je vous l'ai dit, a déclaré le patriarche, ce n'est pas dans notre culture. Mais dans notre culture, il y a la notion de bienfaisance. Il y aussi cette notion que la vie est faite pour faire le bien autour de soi et, compte tenu de ça, nous acceptons le don d'organes ». Il n'a rien ajouté, pas un mot supplémentaire. Je n'en revenais pas. J'étais bouleversé, non parce qu'ils acceptaient le don d'organes mais par leur sincérité, par cette remise en cause fondamentale de leur culture, fruit d'une vraie et profonde réflexion chez ceux que je qualifiais deux heures plus tôt de gens modestes et dont je craignais la réaction sommaire. Ils venaient de faire preuve au contraire d'une rare capacité de réflexion dans ce genre de situation. Ils avaient pris le temps de réfléchir. Ces gens avaient des convictions, des certitudes sur lesquelles ils se sont appuyés pour prendre leur décision, en toute conscience, en deux heures de temps, sans se trahir, faisant preuve d'une générosité qui m'a bouleversé. Pour eux, ce fut une profonde remise en cause, très rapide, pour faire le bien.

Ce fut une expérience de vie inoubliable, d'une richesse inégalée à un moment où je m'y attendais le moins. Je pense à cette expression – moi qui n'ai pas la foi : un cadeau tombé du ciel. Ces gens étaient un cadeau tombé du ciel, une divine surprise car ce jour-là ils ont redonné la vie à d'autres hommes, « parce que la vie est faite pour faire le bien autour de soi »...

J'ai ressenti une empathie presque fraternelle avec ces gens que je n'ai jamais revus. Je crois que si je n'avais jusqu'alors jamais compris ce qu'était la fraternité, je l'ai compris ce jour-là. J'étais en totale communauté de pensée avec des gens simples... C'est de loin l'histoire la plus forte qu'il m'ait été donné de vivre dans le don d'organes.

Je disais au début de ce livre éprouver une certaine désespérance en l'homme. Je dois confesser que ce que j'ai vécu, et vis encore, ici à Pompidou, face à ses familles dont je partage la douleur, m'a rapproché de l'espèce humaine, à tout le moins, m'a laissé entrevoir la part de bonté qui est en chacun de nous. Même si elle est infime, elle a le mérite d'exister.

XII

Mes nuits blanches chez les pompiers

C'est vrai, cela en surprend toujours plus d'un. Enfin, ceux qui n'en ont pas l'habitude comme la plupart des patients qui ne s'attendent pas à voir débarquer un colonel des sapeurs-pompiers de Paris, lorsqu'on annonce ou présente le professeur Safran. Je reconnais que mon côté provocateur et quelque peu potache s'en réjouit pleinement. Mais qu'on se rassure, si parfois je déambule dans les couloirs de Pompidou en bottes noires et en chemisette bleue pétrole avec un pantalon à liserés rouges, ce n'est pas par goût de la provocation. Quand cela arrive, c'est que je n'ai pas eu le temps de me changer après une nuit de garde au centre de coordination de la caserne Champerret. Car non content d'avoir des journées bien remplies à la tête de mon service, j'offre mes services de médecin régulateur aux pompiers de Paris, une fois par semaine. Et je ne suis pas peu fier d'être l'un des deux seuls professeurs de médecine de France et de Navarre dans ce cas.

Les gardes, toujours les gardes… à croire que je n'en ai pas eu mon compte depuis mes premières années de médecine ! Que ceux qui me croiraient définitivement atteint de sénilité se détrompent, ce souhait de porter un uniforme de pompier n'a rien à voir avec une passion rentrée depuis l'enfance et, non, je ne collectionne pas de petites voitures rouges sagement alignées sur une étagère de ma bibliothèque.

Du temps où le service militaire était encore obligatoire, nous autres médecins étions logiquement mutés dans les services de santé des différentes armes avec le grade d'aspirant. À charge pour chacun, à l'issue de son temps, après avoir été reversé dans la réserve, de suivre régulièrement des périodes de formation. C'est ainsi que du grade d'aspirant je suis arrivé à celui de colonel de réserve. J'aurai pu ne rien faire mais, toujours par goût de l'action et animé par cette curiosité insatiable qui ne m'a jamais quitté, j'ai préféré m'investir plutôt que de rester assis derrière un bureau à trier une paperasse inutile. Je voulais participer pour comprendre le fonctionnement des unités d'intervention des sapeurs-pompiers de Paris. À cela s'ajoute cette évidence que chez un anesthésiste-réanimateur sommeille, *ad vitam aeternam*, un homme ou une femme d'action. Tout au long de ces années, j'ai donc observé le système de l'intérieur, parfois en y suggérant des transformations et le plus souvent m'en inspirant pour appliquer certaines méthodes à mes propres troupes.

On n'imagine pas ce que représente l'activité des sapeurs-pompiers de Paris au cours d'une nuit et *a fortiori* tout au long de l'année. Pour en avoir une idée précise, je suis allé piocher quelques chiffres très explicites dans le dossier de presse disponible sur le site de la brigade[1].

En 2008, l'activité des pompiers de Paris à battu tous les records en totalisant plus de 480 000 interventions, soit une augmentation de plus de 4 % par rapport à 2007. Une activité qui ne se borne pas aux seuls incendies. La palette des interventions des pompiers – à Paris et aussi dans le reste du pays – est large : explosions, accidents de la route, aériens, ferroviaires ou même fluviaux, secours aux blessés de toute nature,

1. www.pompiersparis.fr

interventions multiples lors de catastrophes naturelles et autres intempéries, du plus petit coup de vent à la plus dévastatrice des tempêtes en passant par les inondations de toutes sortes, lutte contre la pollution, captures d'animaux dangereux ou blessés, interventions lors d'accidents chimiques ou radiologiques... Rien de surprenant à ce que le centre de traitement des appels d'urgence – le « 18 » et le « 112 » de la BSPP situé à l'état-major de Champerret – soit sollicité entre 5 000 et 6 000 fois par jour, plus d'un appel toutes les 15 secondes. Il arrive même qu'aux périodes les plus frénétiques les opérateurs décrochent jusqu'à 400 fois par heure !

Outre cette activité opérationnelle « classique », il arrive que les pompiers de Paris doivent répondre présents lors de grands événements, comme la venue du Pape Benoît XVI, à Paris, en septembre 2008.

Voilà pour la présentation. En ce qui concerne mes gardes, elles se suivent et malheureusement se ressemblent souvent.

Pourquoi téléphone-t-on aux pompiers ? Très souvent pour rien. Composer le 18 est presque devenu un réflexe, une facilité qui mobilise bêtement des hommes qui seraient utiles ailleurs. Les exemples sont légion. Et ils sont la plus pure vérité, les ayant moi-même traités au téléphone. Je pense à cette femme obèse coincée dans ses toilettes alors qu'il aurait suffi de deux personnes pour la soulever. Je pense à ce type avec du sang de quelqu'un d'autre sur les mains et qui se ronge les ongles, il a peur d'être infecté par le sida ! Que dire de cet appel à cause de quelques dalles descellées dans un faux-plafond ? Pourquoi appeler les pompiers et pas un entrepreneur ? La réponse est d'une simplicité scandaleuse : dans un cas, c'est gratuit, dans l'autre il faut mettre la main au porte-monnaie… Certains de nos concitoyens ne reculent devant rien, comme ce vigile qui, au petit matin, doit se rendre dans un hôpital pour un examen. Plutôt que de prendre un taxi ou d'emprunter les transports en commun, il a l'idée lumineuse d'appeler les pompiers afin qu'ils veuillent bien le transporter ! Le cher homme s'est évidemment fait recevoir comme il convenait.

Le manque de réflexion, parfois même la bêtise, sont aussi l'une des constantes auxquelles il faut s'attendre à être confronté au cours de ces nuits de garde. Ainsi, ce gamin allergique au kiwi et qui vient de manger… un kiwi sous l'œil de ses parents qui savent pourtant à quoi s'en tenir !

S'il n'y avait des appels que de cette teneur, le monde serait presque parfait. Malheureusement, nous devons faire face aussi à des situations dramatiques. Je passerai sur les coups de couteau dont on n'imagine pas la fréquence dans Paris et sa banlieue, surtout l'été, quand les nuits sont chaudes – je n'ai pas encore pu vérifier si la pleine lune avait une quelconque influence...

Lorsque les gens appellent pour une maladie ou un accident, on envoie ce qu'on appelle un véhicule de secours à victime (brancard, défibrillateur, appareil pour la tension, etc.), avec des pompiers secouristes de haut niveau. Je joue alors pleinement mon rôle de médecin-régulateur, décidant de la gravité du cas et de la nécessité d'envoyer une ambulance de réanimation sur place. Il m'arrive de parler directement au malade ou à l'un de ses proches. Ce sont parfois des moments extrêmement poignants qui s'impriment en moi, laissant des sillons que je traîne pendant des jours et des nuits. Comme ce gamin de 13 ans. J'entends encore sa voix à l'autre bout du fil : « Monsieur, mon papa est en train de mourir… » J'ai tenté de le rassurer lui expliquant que les secours allaient bientôt arriver et que son père allait s'en sortir. Ce qui ne fut pas le cas. Je l'ai appris plus tard.

Ici comme à Pompidou, ce qui me marque le plus ce sont les rapports avec le malade et les familles. C'est un exercice quotidien toujours différent. Toujours difficile. L'expérience que j'ai accumulée depuis 30 ans est évidemment capitale et m'est d'un grand secours. Il n'empêche, chaque cas est un cas nouveau.

Expliquer sans jamais mentir, rassurer sans provoquer de faux espoirs, sans désespérer non plus les proches auxquels on peut être confronté presque quotidiennement dans les cas de coma prolongé ; c'est aussi cela la qualité de notre métier et ce qui en fait toute sa beauté et sa grandeur. Le reste, c'est de la technique. Je dis toujours qu'en réanimation on soigne, certes le malade, mais que notre ultime devoir c'est aussi de soigner la famille. La maladie, l'accident, ne bouleverse pas une seule vie mais plusieurs. C'est un cataclysme. C'est pourquoi je demande à tous les membres de mon service d'être vigilants sur ce point précis : leurs compétences techniques sont à mes yeux au moins aussi importantes que leur comportement à l'égard du malade et de ses proches. Sinon, on a totalement failli à notre mission. À quoi bon réparer des moteurs si on oublie l'homme. À quoi bon soigner sans y mettre une bonne dose d'humanisme ?

Urgences d'hier et d'aujourd'hui

Cette pression qu'exercent nos concitoyens sur les pompiers et cette affluence record que connaissent les services d'urgence de nos hôpitaux sont résolument la marque de notre époque. Faut-il y voir un signe inquiétant ? Certainement. Comme tous mes confrères, je constate qu'il arrive à nos services d'être régulièrement débordés et que, trop souvent, les salles d'attente se transforment en halls de gare. Sans parler des problèmes de sécurité que cela peut engendrer pour nos personnels.

Nous ne pourrons éternellement tolérer cet afflux de patients, signe d'un dysfonctionnement majeur de notre société. D'autant que parmi ces malades se trouvent une forte proportion de personnes âgées dont ne sait que faire, faute de places. L'hôpital n'a jamais eu pour vocation d'être une maison de retraite. On a bien créé des lits d'urgence mais ces lits sont pleins en permanence, occupés par des malades qui sont là plus longtemps que prévu, bien au-delà des 12 heures initialement envisagées. Et quand ces lits sont pleins, les malades s'entassent sur des brancards qui eux-mêmes s'alignent dans les couloirs encombrés comme la place de la Concorde un jour de grève des transports. C'est tout simplement intolérable. Une honte. Qui aurait cru qu'à l'aube du IIIe millénaire, nous assisterions à une telle régression ?

Quand j'étais à Henri-Mondor, ce qui nous renvoie trente ans en arrière, on voyait cinq ou six patients par nuit au grand maximum ! À cette époque, ceux qui arrivaient aux urgences étaient des malades dont l'état nécessitait vraiment une prise en charge immédiate. Ce réflexe de se rendre aux urgences pour un oui ou pour un non n'existait pas. Le glissement s'est fait petit à petit. Aujourd'hui, nous sommes encombrés de malades qui trouvent porte close chez les médecins de ville et se tournent vers l'hôpital, bien que leur situation le plus souvent ne revête aucun caractère… d'urgence.

Dans le même temps, s'est dessinée une nouvelle spécialité médicale : le médecin d'urgence. Comme je l'ai déjà précisé au début de ce livre, les services d'urgence n'intéressaient qu'une infime minorité de médecins. Ceux-ci avaient déserté les urgences, considérant qu'y travailler revenait à perdre son temps dans une tâche subalterne, peu digne d'intérêt. Ils préféraient se consacrer à une autre discipline. Si vous aviez l'ambition de suivre une carrière hospitalière digne de ce nom, avec l'espoir de décrocher un titre de professeur, mieux valait ne pas perdre son temps à jouer les secouristes. Les gardes aux urgences étaient assurées à tour de rôle par les internes des différents services. Des internes qui étaient livrés à eux-mêmes, sans qu'un senior ne supervise à aucun moment leur travail. Dois-je rappeler qu'un interne est un médecin en formation ? Quant à l'organisation des urgences, elle était entre les mains des médecins ou des chirurgiens délégués à temps partiel à cette tâche alors que leur activité principale restait concentrée sur leur propre discipline. De même, le travail des anesthésistes-réanimateurs était indissolublement lié aux blocs opératoires.

Un mal cachant souvent un bien, ce manque d'implication de la hiérarchie a, peu à peu, poussé médecins et internes, conquis par ce métier, à se prendre en mains et à se passionner pour ce qui allait bientôt devenir une spécialité à part entière. Il ne faut pas oublier les infirmières. Elles ont joué un rôle capital dans l'émergence de cette discipline récente. Longtemps, elles ont été les seules à rester en poste pendant des années dans les services d'urgence, acquérant ainsi une expérience, une expertise même, qu'elles ont su transmettre. D'une certaine façon, elles ont été les premières spécialistes de l'urgence. Il faut leur rendre cet hommage.

En l'espace de trente ans, la prise en charge des malades a beaucoup évolué. Grâce à une meilleure connaissance de la physiopathologie et de la physiologie, la prise en charge est plus rapide, quasi immédiate. Et plus une prise en charge est rapide, plus les chances de sauver une vie sont importantes. Ainsi, nous soignons de mieux en mieux les polytraumatisés de la route ou de la vie, tant il est vrai que l'expérience en ce domaine est malheureusement importante dans notre pays. Et ces patients qu'hier nous n'aurions pu sauver, présentent des pathologies beaucoup plus lourdes. Du coup, les situations de détresse vitale sont plus nombreuses. La réanimation s'en trouve plus complexe mais bénéficie d'une haute technicité qui permet une prise en charge rapide. À ces progrès techniques s'ajoute un plus grand nombre de centres hospitaliers hautement performants, ce qui n'était pas le cas auparavant quand les polytraumatisés étaient orientés vers le premier hôpital venu, pas forcément équipé pour accueillir les cas les plus graves. Aujourd'hui, à Paris et dans la petite couronne, nous bénéficions de cinq hôpitaux où le polytraumatisé est accueilli selon des protocoles parfaitement élaborés ; protocoles détaillant ligne par ligne la prise en charge immédiate que l'on doit assurer. C'est aussi un immense progrès.

Bref, nous sauvons plus de vies et permettons à plus d'hommes et de femmes victimes d'accidents graves de mener des vies normales. Je repense à l'une de mes premières urgences avec le Samu 94, à cet ouvrier tombé d'un échafaudage et devenu tétraplégique. Aujourd'hui, la prise en charge aurait été meilleure et nous lui aurions probablement évité de rester paralysé. Il en va de même avec la désincarcération. Les moyens techniques et la maîtrise des pompiers dans ce domaine font que la victime est plus rapidement libérée et donc plus rapidement prise en charge par le médecin, rendant même possible une anesthésie sur le terrain quand, par exemple, une amputation s'avère nécessaire. Ce fut le cas notamment lors de la catastrophe de la gare de Lyon, en juin 1988, dans laquelle 56 personnes avaient été tuées et 57 autres blessées.

La doctrine de l'urgence… d'ici et d'ailleurs

On ne pratique pas l'urgence préhospitalière en France comme on la pratique ailleurs, notamment dans les pays anglo-saxons.

Chez nous, on traite et on stabilise sur place. On transporte ensuite. Dans les pays anglo-saxons, c'est exactement le contraire : on ramasse et on transporte le plus vite possible à l'hôpital. Quel est le meilleur des deux systèmes ? Je dirais que l'idéal se situe entre les deux doctrines. Tout dépend des cas que l'on doit traiter.

J'estime qu'il est inutile de s'évertuer à faire de la médecine sur place lorsque les conditions sont par trop difficiles, surtout lorsqu'on se trouve dans de grandes agglomérations où l'hôpital n'est jamais très éloigné. On est sans doute allé trop loin dans ce sens-là. *A contrario*, la médecine sur le terrain s'admet lorsqu'on se trouve dans des coins isolés très distants d'un hôpital.

Je suis relativement critique sur cette prise en charge parfois trop technique, trop élaborée à mon goût. Cela peut faire perdre un temps précieux et donc diminuer les chances du patient de s'en sortir. C'est une question de philosophie. Parfois, j'en suis convaincu, il vaudrait mieux un infirmier très qualifié maintenant le malade en vie pendant qu'on le transporte le plus vite possible à l'hôpital.

Je prends un exemple. Celui des noyés et plus particulièrement ceux que l'on retrouve en état d'hypothermie. Ce sont des patients qu'il ne faut « surtout » pas soigner sur place. L'hypothermie protège en effet le cerveau. L'objectif est donc de les maintenir en vie sans faire remonter la température en leur injectant le moins de médicaments possibles. Et l'on peut assurer la survie le plus simplement possible, le temps du transport à l'hôpital, grâce à une ventilation artificielle et un massage cardiaque pour que le cerveau soit irrigué en permanence. Si on commence à essayer de réanimer l'arrêt cardiaque avec les médicaments, alors que le malade est en train de se réchauffer, on est à peu près certain d'aboutir à une catastrophe ! L'objectif est donc d'amener au plus vite cette victime dans un service de réanimation spécialisé qui seul sera capable de mettre en route un système d'assistance circulatoire.

C'est ce constat qui m'a poussé à mettre sur pied, sur Paris, un système de prise en charge des noyés de la Seine. Une convention a été signée entre mon service et la préfecture de police, la brigade fluviale, les sapeurs-pompiers de Paris et le SAMU. Je ne le cache pas : obtenir la signature de cette convention a été une vraie prouesse, puisqu'il ne s'agissait ni plus ni moins que de faire accepter une entorse à la philosophie dominante en matière d'urgence, tant il est vrai que le mot réforme ne semble décidément pas appartenir à la langue française, en politique comme en médecine… à telle enseigne que le Samu de Paris, également signataire de ce protocole, ne l'a quasiment jamais mis en application alors que les pompiers s'y emploient régulièrement avec d'excellents résultats à la clé.

J'ai beau afficher trente années de pratique médicale au compteur, cela ne m'empêche pas d'être encore surpris par l'incroyable – parfois l'incompréhensible – capacité de survie du corps humain malgré des traumatismes majeurs.

Ce motard, comment a-t-il pu s'en sortir avec une fracture du bassin, une autre du rachis, un traumatisme crânien, une lésion de la rate et une vingtaine d'heures dans le bloc où les équipes chirurgicales se sont succédé pour tenter de remettre de l'ordre dans ce chaos ? Une fois en réanimation, il nous a fait des infections respiratoires à répétition et a dû être ventilé par une machine pendant des semaines. Personne n'aurait parié un kopeck sur son avenir. Et puis, d'un seul coup, il s'est stabilisé et son état s'est amélioré. Il a fini par quitter l'hôpital, debout et avec l'assurance de retrouver une existence quasi normale.

La vie est injuste. La vie ne tient qu'à un fil. Tout le monde le sait mais tout le monde l'oublie. Pas nous. Plus que quiconque nous avons conscience de sa fragilité. Chaque jour nous en apporte un exemple. C'est une chose que de dire que tout peut basculer en une seconde. C'en est une autre que de toucher du doigt cette réalité quotidienne. Ce n'est plus une lapalissade quand on vit 24 heures sur 24 dans un service comme le mien ; c'est une tragédie devant laquelle je ne cesse de maudire notre impuissance.

Injustice quand ce cycliste, père de famille, enfourche le vélo qu'il vient de faire réparer et que le garde-boue mal vissé se prend dans la roue. Une chute à petite vitesse, une chute de rien du tout mais qui se conclut par une élongation de la moelle cervicale et une tétraplégie. Et ce type qui tombe du huitième étage ? Il aurait dû se fracasser sur le goudron, se briser les os et ne pas survivre… mais il a survécu après avoir rencontré un arbre qui lui a tendu ses branches et son feuillage comme l'on tend les bras à quelqu'un qu'on aime et qu'on ne veut pas voir partir.

L'injustice et la souffrance en un millième de seconde, le temps qu'il faut à l'obturateur d'un appareil photo pour fixer une scène, comme celle de cette jeune fille souriante. J'ai la photo sous les yeux. Elle est assise sur ce parapet qui fait face à la Tour Eiffel sur l'esplanade du Trocadéro. Son fiancé la prend en photo. La seconde d'après elle a disparu. Elle est tombée dix mètres plus bas… Traumatisme facial, traumatisme du bassin et multiples opérations pour retrouver l'usage de ses jambes. Ce parapet est dangereux : plusieurs fois par an – presque tous les deux mois !– des gens en tombent et se tuent ou se blessent grièvement.

Lui, ce monsieur d'un certain âge, cela fait trente ans qu'il vit dans cette maison et trente ans que, chaque soir, il en ferme les volets. Ce soir-là, pour une raison qu'on ignorera toujours, il est tombé. Et cet autre, qui aurait pu être son voisin, depuis des années, il gare sa voiture tous les jours devant chez lui. La rue est en pente et cette fois-ci, il oublie de mettre le frein à main. Il a été écrasé contre un mur. Nous n'avons rien pu faire pour le sauver.

L'injustice, la souffrance mais aussi le courage et le sang-froid devant lesquels on ne peut s'empêcher de mettre chapeau bas. C'est le cas de cet ouvrier dans un immeuble en construction. Il travaille dans la cage d'ascenseur au deuxième étage quand soudain une barre de fer à béton tombe du quinzième étage. Il est pile au-dessous. Il ne l'a ni vue ni entendue venir. Elle fond sur lui à une vitesse vertigineuse et lui transperce la cuisse avec la puissance d'un trait d'arbalète. Elle a frôlé l'artère fémorale à... 2 millimètres. L'ouvrier veut se relever mais ce mouvement lui arrache un cri. Il est bloqué. Il comprend vite. Les deux extrémités de la barre de fer sont coincées contre les parois de la cage de l'ascenseur. Plutôt que de hurler en espérant qu'on vienne rapidement à son secours, il s'empare de sa disqueuse et, malgré sa position pour le moins inconfortable, entreprend de sectionner les deux extrémités de la barre. Et il y parvient, ce qui permettra aux pompiers de le prendre rapidement en charge. Quand il est arrivé chez nous, il avait encore le fer à béton dans la cuisse ! À part l'os du fémur transpercé – le trou était d'une parfaite netteté – et les deux plaies provoquées par l'entrée et la sortie du projectile, notre homme s'en sortira avec quelques points de suture.

Pourquoi certains supportent des douleurs qui nous seraient intolérables ? Je pense souvent à ce berger du Béarn que j'ai croisé il y a quelques années lors de la transhumance. Il était encore près de sa bergerie et s'est plaint de ne pas dormir à cause d'une douleur lancinante au pouce. Et pour cause, il avait un panaris de la grosseur d'une balle de golf. Une balle de golf remplie de pus sous pression. Je lui ai alors conseillé d'aller se faire inciser le plus vite possible. Mais il n'était pas question pour lui de redescendre dans la vallée à ce moment-là. Il m'a demandé de le faire. J'ai refusé, estimant que c'était trop dangereux. Je ne voulais pas prendre la responsabilité de le voir mourir d'une septicémie généralisée ! Alors il a sorti une bouteille de gnôle et un couteau avec lequel il venait probablement de couper un morceau de fromage. J'ai essayé de le dissuader mais rien à faire, l'homme était têtu. Je n'ai pu que lui donner quelques conseils. Et il a incisé son panaris libérant un flot de pus arrosé de gnôle. Je n'ai rien entendu, pas un cri, pas un gémissement ni aucune ride de douleur... Dix jours après le panaris était guéri !

On peut trouver toutes sortes d'explications à cette guérison, comme l'absence de mauvaises bactéries à cette altitude ou la robustesse du bonhomme qui n'est pas du genre à s'écouter.

Cette incroyable résistance à la douleur m'a rappelé le Vietnam. La douleur et la façon dont on la ressent ou plus exactement dont on la maîtrise, est probablement une question de culture. Nos ancêtres l'apprivoisaient mieux parce qu'elle était incontournable. Elle faisait partie de leur quotidien, du cours normal des choses. Aujourd'hui, la douleur est intolérable parce qu'elle n'est pas tolérée. Est-ce un bien, est-ce un mal ? Je n'en sais rien. Je ne sais pas si « la douleur est toujours moins forte que la plainte », comme l'a écrit Jean de la Fontaine. Moi, je serais plutôt de l'avis de Malraux pour qui « la mort n'est pas une chose si sérieuse ; la douleur, oui ».

Pompidou, l'hôpital des chefs d'État

Cela a commencé avec la première visite officielle en France du président George W. Bush, en mai 2002. Après une inspection en règle de nos locaux, les hommes des services secrets avaient fait la tournée des hôpitaux de la capitale et avaient jeté leur dévolu sur Pompidou pour accueillir le président Bush en cas de problème. Pourquoi Pompidou et pas un autre ? Le premier critère était évidemment que l'établissement pouvait offrir un grand choix de spécialités médicales de pointe avec un plateau technique performant. Ce qui est le cas de notre hôpital. Mais cela ne suffisait pas. Pompidou, aux yeux des services secrets, avait en effet un atout supplémentaire par rapport à d'autres établissements ; c'était un hôpital moderne facile à sécuriser. Quand un chef d'État est hospitalisé, la demande de sécurité est forte, incontournable. Cela va des paparazzi qu'il faut dissuader de prendre des photos volées, aux petits malins qui se déguisent avec une blouse blanche pour se plonger dans le dossier médical d'un président. Des secrets d'État sont en jeu. Le fait qu'il y ait eu un hôpital unique et connu permettait aux services de sécurité de sécuriser très rapidement les lieux. En outre, connaissant bien les problèmes de sécurité, je m'étais proposé comme interlocuteur unique, joignable H24 durant tout le temps que durerait la visite de George W. Bush. De même, j'étais en mesure de mobiliser sans délai tous les spécialistes éventuels sans que les hommes du président aient besoin de faire des recherches toujours trop longues en cas de crise. J'avais même évoqué la possibilité d'organiser une conférence de presse avant qu'ils ne me posent une question à ce sujet. Je leur avais aussi expliqué avoir l'habitude de dormir dans mon bureau et que, lorsqu'il m'arrivait de le quitter, c'était pour aller m'installer chez moi, à 500 mètres, dans ma péniche amarrée sur les quais jouxtant l'hôpital. Ils avaient souri. J'avais dû leur préciser que je ne plaisantais pas. Je leur signalais enfin que trois des médecins de mon service travaillaient à mi-temps pour le Raid[2], prestigieuse unité d'élite de la police nationale. Cela ne pouvait que les rassurer encore un peu plus.

Bref, je leur proposais un service clés en main d'où était bannie toute improvisation. Ils avaient finalement retenu notre hôpital pour accueillir le président américain en cas de nécessité.

Je ne leur avais pas mentionné mon expérience vécue auprès du Shah pendant trois semaines, ni le rapatriement sanitaire du prince Souvanna Phouma de Vientiane à Nice. J'aurais pu, d'autant qu'ils s'étaient déjà probablement renseignés sur ma modeste personne. Néanmoins, c'est à l'aune de ces deux épisodes que j'ai pu mesurer précisément ce que représente la suite d'un homme d'État et la désorganisation que peut provoquer dans un hôpital le débarquement d'une telle smala !

---

2. La présence de médecins-réanimateurs aux côtés des hommes du Raid eut lieu pour la première fois lors de l'opération contre les membres du gang de Roubaix, en mars 1996. Cela avait permis de sauver la vie d'un policier grièvement blessé au cours de l'assaut d'une rare violence.

Après George W. Bush, d'autres personnalités choisiront Pompidou, comme l'ex-président Bill Clinton ou Condoleeza Rice, Jimmy Carter et plus récemment Barak et Michèle Obama. C'est ainsi, de fil en aiguille, visite après visite, que l'on a considéré qu'à partir du moment où beaucoup de hauts responsables étrangers avaient retenu Pompidou, peut-être pourrions-nous, durant la présidence française de l'Union européenne, être retenu en tant qu'hôpital référent. Depuis, je me suis habitué – et avec moi le personnel – aux visites des médecins de personnalités étrangères et à celles des hommes des services de sécurité, tirés à quatre épingles, dont on croise parfois les carrures d'athlètes dans nos couloirs.

Cela dit, je suis convaincu que le système est encore perfectible. Car si nous sommes capables de remplir parfaitement notre rôle, ici à Pompidou, il faut néanmoins rappeler qu'avant l'hospitalisation, il y a les secours. Et sur ce point précis, j'estime que la régulation standard n'est pas adaptée.

Prenons l'exemple d'un attentat au cours des cérémonies marquant l'anniversaire du débarquement. Nous nous trouverions à environ 200 kilomètres de Paris. Et selon cette régulation standard, ce serait logiquement au Samu local d'intervenir. Selon l'ampleur de l'événement, en aurait-il les moyens ? Ne faudrait-il pas mobiliser d'autres équipes ? Combien cela prendrait-il de temps ? Même s'il existe des protocoles, quel serait le degré de coordination entre le Samu, les pompiers et les équipes de la Croix-rouge ? Qu'on me comprenne, il ne s'agirait pas d'un carambolage sur une autoroute, d'une catastrophe ferroviaire ou aérienne. Les paramètres, notamment en termes de sécurité, seraient très différents et difficiles à gérer pour des équipes médicales peu au fait de ces questions. C'est pour cette raison que je milite en faveur de la création d'une unité médicale de soutien opérationnelle (UMSO), comme cela se fait, notamment, aux États-Unis. Cela permettrait au système médical de s'intégrer complètement au système de sécurité. Il s'agirait ni plus ni moins de coordonner l'action des médecins et des équipes de sécurité et de protection, les uns étant parfaitement conscients des impératifs des autres. Nous y gagnerions en rapidité. Et on sait que le temps est une donnée capitale dans ces situations de crise. Je sais que les responsables policiers ne seraient pas hostiles à la création d'une telle unité. Peut-être verra-t-elle le jour. Je m'y emploie. « Là où la volonté est grande, a dit Machiavel, les difficultés diminuent »...

XIII

L'HÔPITAL MALADE

On ne cesse de le répéter mais ils sont nombreux, politiques et journalistes, à ne pas en être encore convaincus, c'est pourtant une réalité : les 35 heures ont été une catastrophe pour notre système hospitalier. Un véritable désastre économique et social ! Cette réforme, qui aurait dû être progressive, a été appliquée brutalement, sans qu'on ait eu le temps de s'y adapter ni d'en calculer les conséquences. Imaginez un échafaudage dont on enlèverait le premier étage sans crier gare : il s'écroulerait comme un château de cartes. C'est ce qui nous est arrivé quand, du jour au lendemain, infirmiers, infirmières, aides-soignants et médecins, se sont vus imposer de réduire leur temps de travail hebdomadaire.

Personne n'est encore venu m'expliquer comment travailler 35 heures par semaine dans un hôpital, ouvert du 1er janvier au 31 décembre, du lundi matin au dimanche soir, jour et nuit, sans avoir la possibilité d'engager de nouveaux personnels. Si, qu'on me pardonne, j'oubliais les heures supplémentaires et les comptes épargne-temps ; il en aura coûté la bagatelle de 700 millions d'euros à l'État en 2008 ! Pour être précis, cette enveloppe doit couvrir les quatre millions de jours de congés accumulés par l'ensemble des salariés des hôpitaux de l'Assistance publique, soit environ 42 jours par praticien et 3,5 par agent hospitalier (infirmières, aides-soignantes, cadres, etc.). Faute de pouvoir être éclusés au quotidien, ces jours épargnés leur permettraient, comme le prévoit la loi, de partir plus tôt à la retraite. Conséquence redoutable – comme c'est déjà le cas chaque été –, les hôpitaux publics se trouveraient dans une grande pénurie de personnel, notamment à partir de 2010.

À cela s'ajoute quelque 23 millions d'heures supplémentaires, également stockées, faute d'effectifs suffisants. La masse salariale représentant 70 % des charges de fonctionnement dans le public, on voit ce qu'il reste pour l'équipement. Les 35 heures sont déjà en place depuis près de dix ans et nous en ressentons encore les effets tous les jours. Et ça n'est pas terminé.

À cette hémorragie qui lentement mais sûrement saigne nos hôpitaux, s'ajoute un changement profond des mentalités. Ce n'est pas un jugement. Juste un constat. Quand j'ai débuté, les gens, du bas de l'échelle au haut de la pyramide, vivaient pour l'hôpital. L'essentiel de leur vie, c'était l'hôpital. Progressivement, le travail est devenu, pour la plupart d'entre eux, un simple gagne-pain. Chacun ou presque, accomplissant sa tâche quotidienne sans passion aucune. Il m'arrive d'en comparer certains à ces hommes qui, autrefois, tiraient péniblement les péniches sur les chemins de halage de nos fleuves et rivières. Encore une référence aquatique…

De l'impossible rentabilité de l'hôpital public

Plus inquiétant : la nouvelle méthode de tarification, appelée T2A, qui substitue à la notion de service celle de résultat avec pour objectif d'équilibrer le budget des hôpitaux plutôt que d'assurer ce même service. L'hôpital devient alors une entreprise de santé, annonçant du même coup son démembrement. Les services publics coûtent cher à l'État qui ne cesse de se dégager de ses obligations. L'hôpital est de ceux-là et la notion même de service public a définitivement vécu (loi du 21 juillet

2009). Inconcevable ! Un service public qui gagne de l'argent, ce n'est plus un service public. Aujourd'hui, il faut qu'un hôpital soit à l'équilibre budgétaire et encore mieux qu'il gagne de l'argent ; ce n'est rien d'autre qu'un discours schizophrénique car, si l'hôpital gagne de l'argent, c'est forcément au détriment de l'Assurance maladie. Plus il en gagnera, plus il videra les caisses de l'Assurance maladie. C'est un cercle vicieux. Alors faudrait-il que l'hôpital fonctionne moins pour creuser moins le déficit de l'Assurance maladie alors que, pendant très longtemps, on nous a demandé d'en augmenter l'activité ? C'est en tout cas ce qui semble se passer si j'en juge par les contraintes que nous impose l'administration. C'était sans compter avec les médecins qui ont refusé de diminuer leur activité. Alors, on les y a forcés. Comment ? En fermant des lits, tout simplement. Moins vous avez de lits, moins vous pouvez hospitaliser de malades. Et moins vous en avez en consultation, plus ils sont nombreux à attendre devant la porte. Mais ils n'attendront pas longtemps et choisiront, en toute logique de se tourner vers le privé. CQFD.

Grande différence entre le privé et le public : le premier est là pour gagner de l'argent et va donc « choisir » des pathologies rémunératrices[1] et des malades qui ne vont pas rester trop longtemps hospitalisés. Une démarche évidemment, et heureusement, interdite à l'hôpital public ! Si je caricature, je dirais que le malade « rentable » se fait soigner dans une clinique ou un hôpital privé alors que les moins rentables, autrement dit ceux nécessitant une prise en charge plus lourde, se font soigner dans les hôpitaux publics. Hôpitaux dont les moyens humains, au mieux, n'ont pas augmenté et, au pire, ont diminué. La solution ? Je n'en ai malheureusement aucune à proposer.

Le problème se pose en termes politiques. C'est une ques-

1. Pathologies qui, selon la codification actuelle des actes, rapporte beaucoup d'argent : des varices sont, par exemple, mieux cotées que le changement d'une valve cardiaque.

tion de société. Elle est fondamentale : qu'est-ce que la nation est prête à dépenser pour la santé, sachant que l'hôpital public ne peut pas être rentable ? Jusqu'à quelle somme est-ce supportable ? Si l'hôpital public doit, ou veut, gagner de l'argent, nombreux seront les malades à ne pas être pris en charge. Chacun d'entre nous doit en être conscient.

L'hôpital est là pour gérer au mieux l'argent du contribuable. C'est en cela qu'une réforme peut être acceptable, quand elle contraint les acteurs à gérer mieux l'argent public. Il faut une organisation et un système de contrôle qui rende l'activité efficiente. Il faut une prise de conscience des médecins afin qu'ils comprennent que tout ce qu'ils font a un coût et que l'argent public ne leur appartient pas, qu'il peut toujours être dépensé mieux. Le temps des vaches grasses est depuis longtemps terminé. Hélas !

En revanche, jamais je n'accepterai de suivre une réforme dont l'objectif affiché est la rentabilité de l'hôpital public. Il n'est pas là pour ça. Il est d'abord là pour soigner des malades. On a même évoqué une convergence public/privé. Cela signifie que les tarifs seraient les mêmes dans l'un et dans l'autre des deux systèmes. Mais le privé aura toujours le choix des pathologies. Pas le public. Or, comme je l'ai expliqué, pour être rentable, il faut faire des choix. Il est faux de croire, comme certains l'affirment, que les pathologies rentables compenseront les non rentables. C'est un discours mensonger ou mal informé qui procède de l'idéologie libérale. Je n'ai rien contre le libéralisme… sauf à l'hôpital !

« Assistance » et « publique » : ces deux mots ne doivent pas perdre leur sens. Notre salut passe par la vertu. Vaste programme ! Une bonne gestion n'est possible qu'avec une bonne organisation. Et dans une bonne organisation, les dépenses sont toutes pertinentes. Exemple : quand on ouvre un bloc opératoire le matin, il y a les frais fixes (personnel, électricité, etc.). Il doit donc y avoir un malade dans le bloc, sachant que chaque retard a un coût et c'est par une meilleure organisation qu'on peut faire des économies. J'ai utilisé le mot vertu, je pourrais y ajouter le mot devoir, le nôtre, à nous médecins et chefs de service. Pourquoi ne pas nous faire signer un contrat qui serait une sorte de cahier des charges que l'on s'engagerait à respecter, sans qu'il soit bien sûr question de rentabilité mais simplement de l'utilisation raisonnée des deniers publics ? Chaque acteur doit être pleinement conscient qu'il dépense l'argent de la nation, qu'il en est redevable. Son devoir est de le dépenser de la façon la plus juste possible, en utilisant l'outil de travail de la façon la plus rationnelle possible. Ce qui n'est certainement pas le cas aujourd'hui.

J'insiste, l'objectif n'est pas de remplir les caisses. Mais quand on dépense un euro, faisons en sorte que cette dépense soit réfléchie. Commençons par gérer au plus près sans que cela ne soit jamais au détriment des patients. Utopie ?

Et si on commençait par dégraisser… l'administration centrale de l'Assistance publique-Hôpitaux de Paris ?

C'est l'autre mammouth. Il est certes moins imposant que celui de l'Éducation nationale, ce serait néanmoins une bonne chose de penser à le dégraisser lui aussi. Je pensais au verbe dépecer mais il est peu fort. Je parle de l'Assistance publique-Hôpitaux de Paris. L'AP-HP, administration pléthorique exerçant sa puissance tutélaire sur une trentaine d'hôpitaux. Une entité sans politique ni aucune stratégie visibles, incapable jusqu'à présent de prendre des décisions drastiques, soumise aux lobbies locaux et à ceux des disciplines. Aujourd'hui, l'administration centrale est une gêne majeure pour les hôpitaux qui sont sous sa tutelle, une administration qui n'a pas la moindre notion concrète de ce que peut être le fonctionnement d'un établissement hospitalier au quotidien et qui feint de l'ignorer.

La direction générale de l'Assistance publique-Hôpitaux de Paris est une administration désuète, forte de quelque 3 000 fonctionnaires. 3 000 personnes dont ne sait pas trop ce qu'elles font de leurs journées sinon harceler les hôpitaux. Un jour, c'est une enquête, un autre une évaluation, quand ce ne sont pas ordres et contre-ordres à exécuter, bien entendu dans les meilleurs délais. L'administration de chaque hôpital dont il dépend passe son temps, et le perd surtout, à répondre à toutes ces sollicitations, inutiles. 3 000 personnes : il y en aprobablement 1 500 de trop. Sur la moitié restante, il faudrait en remercier les trois quarts et muter ceux qui restent dans les hôpitaux où nous manquons cruellement de personnel, y compris administratif. Trop de gens ayant démontré leur incompétence dans les couloirs de nos hôpitaux ont été recasés dans cette administration. Un placard doré. Un abcès qui coûte cher. Voilà la logique de ce pays. Voilà comment, au royaume de la santé, on dépense l'argent qu'on n'a pas et comment on en arrive à demander aux hôpitaux de faire des économies, de gagner de l'argent, d'être rentables !

Prenons l'exemple de la commission des effectifs qui gère l'ensemble des recrutements et des mutations. L'avis des chefs de service, des médecins et autres responsables de terrain n'y est que purement consultatif. Il pèsera peu au moment du choix final, quand la commission du haut du trône de Salomon rendra son avis, feignant, surtout, de ne pas entendre la voix de la base. Tout cela a un relent collectiviste nauséabond dans la plus pure tradition soviétique. Pourquoi ce dédain ? Pourquoi cette absence totale de concertation ? Pour quels intérêts ? Je perdrais mon temps à vouloir trouver une réponse.

Numerus clausus... un sacré malus !

Il y a vingt ans, toujours dans un souci d'économie, on adoptait ce fameux *numerus clausus*. L'équation était simplissime : en diminuant le nombre d'étudiants et donc de médecins, on diminuait les dépenses de l'Assurance maladie. Décision qui se fit d'ailleurs avec la complicité des médecins déjà en poste. Moins on est, moins il y a de concurrence. C'était une vision à courte vue. Résultat, vingt ans plus tard, la pénurie de médecins s'est durablement installée, particulièrement dans les disciplines les plus lourdes.

Ainsi que je le racontais au début de ce livre, quand j'ai décroché mon internat, les meilleurs choisissaient la chirurgie. Aujourd'hui, il y a des postes d'internes vacants dans pratiquement tous les services de chirurgie ainsi qu'en obstétrique. Il a donc fallu faire appel à des médecins étrangers. À une époque, la question n'était pas d'avoir de bons médecins mais d'en avoir assez pour ne pas fermer les services ! Ce que je dis est évidemment politiquement très incorrect. C'est pourtant la vérité. Aujourd'hui, les médecins étrangers viennent chez nous en formation pendant deux ou trois ans, et nous faisons tout pour les garder, notamment en chirurgie. Qu'on se rassure, ce sont d'excellents professionnels. Il y a eu des vagues successives de nationalités différentes : d'abord des maghrébins puis des Africains. Aujourd'hui, ce sont les européens de l'Est. À l'inverse, faute de places dans nos facultés à cause de ce satané *numerus clausus*, certains médecins français vont se former en Belgique ou en Roumanie, pour revenir ensuite en France, nantis d'un diplôme reconnu dans l'ensemble de l'Union européenne ! C'est le monde à l'envers. Les choses devraient s'arranger en rouvrant plus grandes les portes des facultés.

Non à la médecine libérale à hôpital public !

Il y a trop d'individualisme dans l'hôpital public, là où il devrait y en avoir beaucoup moins qu'ailleurs. Trop nombreux sont les médecins hospitaliers qui n'ont aucun sens du service public ni de la communauté. Trop nombreux sont les chefs de service se considérant titulaires par acte notarié d'un domaine qu'ils entendent gérer comme il leur plaît, en fonction de leurs intérêts personnels, comme s'ils étaient propriétaires d'une charge à vie. C'est ni plus ni moins que la continuité du mandarinat.

Pour la plupart de ces médecins – parmi lesquels des professeurs connus pour être les meilleurs dans leur discipline – cette conception individualiste a comme moteur l'activité libérale au sein de l'hôpital, activité qui pollue l'activité publique.

Je peux me mettre en grève dès lors qu'il s'agit d'un mouvement de praticiens hospitaliers. En revanche, si c'est un mouvement pour défendre leur activité libérale, je ne suis pas solidaire. On l'aura compris, je suis farouchement opposé à ce genre d'activité au sein de l'hôpital public. Le niveau de rémunération des chirurgiens et autres spécialistes m'importe peu. Ce que je conteste, je le répète, c'est l'existence même d'un secteur libéral dans l'hôpital public.

L'activité libérale a été autorisée en 1958, pour s'assurer que les meilleurs allaient opter pour le plein temps hospitalier, tout en leur permettant d'avoir une clientèle privée. Cette activité libérale devait aussi permettre aux praticiens hospitaliers de mettre du beurre dans les épinards et de financer leur retraite. Pourquoi ne pas plutôt revoir le niveau des rémunérations et des cotisations de retraite ? Ce ne serait pas du luxe ! Si l'on considère le niveau de responsabilité, la somme de travail que certains sont capables de fournir après de très longues années d'études – ce qui signifie des revenus tardifs – et qu'on les compare à d'autres catégories professionnelles, on peut estimer effectivement que la rémunération est absolument insuffisante. Ce n'est pas un hasard si la France détient le triste record du pays d'Europe, en tout cas parmi les plus développés, où le niveau de rémunération des médecins hospitaliers est le plus bas. Si on revalorisait les traitements de 20 % et si les cotisations de retraites étaient assises sur les revenus tirés de l'hôpital et pas seulement de nos fonctions universitaires – ce qui n'est pas le cas aujourd'hui –, l'activité libérale au sein du service public n'aurait plus aucune justification.

Prenons mon cas. 62 ans, professeur de médecine, chef de service en fin de carrière. Salaire : environ 7 000 euros mensuels. Je suis à l'échelon 5 du médecin hospitalier. Un médecin qui n'est pas universitaire, c'est le cas de l'un de mes assistants, est à l'échelon 12 ! Autrement dit, ils vont deux fois plus vite que moi. En fait, je suis à mi-temps hospitalier et à mi-temps universitaire. Je vais donc deux fois moins vite, dépendant, d'une part de la faculté, et de l'autre de l'hôpital. Je suis payé et par la faculté et par l'hôpital. Un professeur étant nommé tardivement, il commence logiquement beaucoup plus tard et monte deux fois moins vite. Quant à ma retraite, elle sera misérable. Il faut en effet savoir que je cotise sur la part universitaire et non sur la part hospitalière, celle-ci étant considérée comme une indemnité et pas un salaire... Cherchez l'erreur !

D'où l'activité libérale. Elle arrange tout le monde. Elle permet au médecin hospitalier de tripler ou quadrupler son salaire et de se constituer une retraite complémentaire. Pendant ce temps-là, l'État ne dépense pas un kopeck pour payer cette retraite. Logique incontournable.

Supprimer l'activité libérale ferait fuir les meilleurs de l'hôpital public ? C'est l'argument massue de ses partisans. Je n'en crois pas un mot. Quand on est médecin hospitalier, il y a d'autres moteurs que l'argent.

L'argent. Parlons-en. J'ai un rapport extrêmement difficile avec l'argent. Je mentirai en disant que l'argent ne compte pas pour moi, ce serait une honte de dire ça. Comme bon nombre de gens, il faut que j'en gagne suffisamment pour ne pas vivre dans l'angoisse. À mes yeux, il n'y a de richesse que morale et intellectuelle. Elle ne peut se qualifier par le nombre de deniers sonnants et trébuchants que l'on a dans sa bourse. Amasser, en vouloir toujours plus n'a aucun sens selon moi. C'est une attitude que je ne comprends pas. Elle me dépasse. Acheter des actions ne me viendrait pas à l'idée, parce que ce serait une relation trop intime avec l'argent.

À propos de mes confrères

Le pouvoir, l'argent, l'ambition... L'hôpital, pas moins qu'ailleurs, n'est épargné par les travers ou les excès humains. Le fait de soigner des hommes et des femmes, parfois de sauver des vies, de lutter contre la douleur des autres n'est pas un gage de sainteté. Il n'y a pas plus de porteurs d'auréoles ici que dans la rue. Je vois fort peu d'humanisme dans cet univers médical, là où pourtant il devrait y en avoir un peu plus qu'ailleurs. Est-ce pour cette raison que j'ai très peu d'amis médecins ? Mais il est vrai que je ne côtoie qu'une petite partie du monde médical. Cela dit, pour le peu que je puisse en observer chaque jour, j'y vois surtout des ambitions. Je parle de l'univers hospitalier, il est vrai très particulier. « L'homme malade » n'est pas la préoccupation première de nombre de mes collègues. Leurs ambitions ne diffèrent de celles des autres hommes : carrière, pouvoir, argent. Beaucoup sont de remarquables techniciens, de parfaits virtuoses du bistouri et des as du diagnostic. Ils ont un savoir qu'ils appliquent comme le ferait un mécanicien sur le moteur d'une voiture. Mais ils n'iront pas au-delà. N'ayant jamais appris à tenir ma langue, ils savent ce que je pense d'eux. Heureusement, il y a des exceptions. Philippe Even en fait partie.

Qu'il est loin le serment d'Hippocrate[1] ! Enfin le serment... À chaque fois que je préside une thèse, j'entends l'énoncé de ces promesses et quand je vois de quelle façon elles sont

1. *Cf.* page 189.

respectées, je me dis qu'il y a décidément beaucoup de parjures parmi les médecins. Sauf, peut-être, le secret médical... probablement à cause des sanctions pénales.

Non, je ne suis pas amer. Ce n'est pas dans mon caractère. Je crois avoir pris conscience de tout ça, dès le début. Cela ne m'a pas empêché de continuer. Je ne suis ni mieux ni pire que les autres. Cependant, j'essaie de respecter un certain nombre de règles et de principes, au risque de ne plus être capable de me regarder dans une glace. L'une de ses règles à laquelle je n'ai jamais failli est de répondre toujours présent. Quand je reçois un coup de fil le dimanche, à 15 heures ou à 18 heures pour un problème concernant un malade, je n'ai aucun cas de conscience pour me déplacer et régler le problème. Si la famille d'un patient souhaite me voir le soir à 22 heures, cela ne me pose aucun problème. Ce n'est pas le cas de tous mes collègues. Je ne leur jette pas la pierre, on ne peut donner que ce que l'on a.

Ceux-là ont au moins le mérite de ne pas – trop – se répandre dans les médias. D'autres le font à leur place, endossant le manteau du bon samaritain, arborant sans vergogne l'oriflamme de la bonne conscience sans qu'on ne leur ait rien demandé. Je pense notamment à cet urgentiste très médiatisé. On l'entend trop. Il faut reconnaître que c'est un bon client pour les talk-shows à la mode sur les plateaux de télévision. C'est un agitateur. Mais il s'agite souvent à mauvais escient. Ce fut le cas en décembre 2008, lors du décès à Saint-Vincent-de-Paul, du petit Ilyès, âgé de 3 ans. Dès le lendemain de la mort de l'enfant, cet urgentiste toujours prolixe répondait présent aux sollicitations des journalistes. Sans aucune connaissance du dossier, il se permettait d'affirmer que l'accident était dû au manque d'infirmières dans le service. Au passage, et sans aucun scrupule, il en appelait à la démission de la ministre de la Santé, Roselyne Bachelot. Or justement, cet enfant était mort dans un service où il y avait suffisamment d'infirmières. L'enquête révélera qu'il y avait eu erreur de perfusion. Notre coqueluche des plateaux et autres studios aurait pu s'excuser. Mieux, il aurait pu se taire, ne connaissant rien au dossier.

Je ne crois pas, j'en suis même certain, que ce type de posture puisse amener le moindre bénéfice à notre profession et encore moins à l'hôpital public. La polémique pour la polémique, l'affrontement permanent, l'agit-prop n'amènera pas plus de moyens ni plus de personnel dans nos établissements. J'ai toujours cru qu'à la provocation et l'invective, mieux valait choisir la réflexion et le dialogue.

Je sais bien que mon histoire personnelle me pousse vers ce grand doute permanent sur la nature profonde de l'homme. Les progrès techniques ne l'ont malheureusement pas rendu meilleur. Fondamentalement, il n'est pas bon. Je ne pense pas comme Rousseau que ce soit la société qui le corrompe. Non, il naît ainsi. Je ne ressens aucun dégoût envers l'homme, sinon une méfiance sur sa capacité à évoluer, à changer. Je doute des hommes. Pourtant je les soigne et même les pires d'entre eux. À chacun ses paradoxes.

XIV

Propos en vrac

Il y a quelques mois, *Le Nouvel économiste* avait publié une longue interview de moi, signée de Franck Bouaziz. Je l'avais appréciée, tant mes propos y avaient été rapportés avec justesse. Aussi ai-je décidé, avec l'autorisation du journal, d'en reprendre quelques thèmes parmi ceux que j'ai le plus à cœur.

Le mandarin

Non, je ne suis pas un mandarin. J'aurais probablement aimé l'être, cela doit être très agréable pour l'ego. Un mandarin considère qu'il a tout pouvoir. Ce qui est d'ailleurs souvent le cas : sur ces collaborateurs, sur l'administration, bref sur tout le monde dans l'hôpital. C'est possible car il dispose de la clientèle et des réseaux. Non, je ne suis pas un mandarin puisque je ne peux – et ne le souhaite pas – agir par la force sur mes collaborateurs, essentiellement des titulaires.

L'autorité

Je l'exerce pleinement sur le personnel médical et de façon partagée avec le cadre supérieur infirmier pour le personnel paramédical. Celui-ci est un élément clé de mon service. Il est, avec mes adjoints médicaux, l'un de mes collaborateurs les plus directs. J'ai une liberté de choix pour le recrutement. En revanche, je n'ai pas la même liberté pour me séparer de quelqu'un. N'oubliez pas que nous sommes dans la fonction publique. Pour se séparer d'un collaborateur, il faut un argumentaire très fort. Je pourrais souhaiter que cela change mais il y a actuellement une certaine pénurie, dont la conséquence est qu'on ne peut pas être trop regardant. Si un collaborateur possède les compétences requises et ne met pas les patients en danger, il restera. La pénurie de médecins et d'infirmières entre en ligne de compte. Même à l'hôpital, la loi du marché – l'offre face à la demande – s'applique. Autrefois, lorsque nous avions cinq ou six candidats pour un seul poste, la sélection était possible. Aujourd'hui, il y a un candidat pour six postes. Conclusion : un recrutement vaut mieux que rien ! Je fais là référence à des médecins déjà en activité que nous ne recruterions pas forcément si nous avions des jeunes formés différemment à notre disposition.

Le partage du pouvoir

Le pouvoir théorique est entre les mains de l'administration. En pratique, il ne peut l'être totalement. Dans un hôpital, il faut le rappeler haut et fort, les malades ne viennent pas voir le directeur mais le médecin. Nous sommes donc obligés d'aboutir à un *gentlemen's agreement* entre les médecins et l'administration. Avec l'entrée en vigueur de la nouvelle gouvernance au sein de l'Assistance publique des hôpitaux parisiens, les grandes décisions au sein d'un hôpital sont prises par le conseil exécutif local, composé à parité des représentants de l'administration et des médecins. Cette nouvelle gouvernance a reporté sur les médecins des tâches de gestion et d'administration qui devraient normalement ne pas leur incomber et pour lesquelles ils sont peu formés.

Droits et devoirs du patient

Il ne faut pas que le balancier aille trop loin, que le malade vienne à l'hôpital en consommateur. On a trop tendance à parler de « l'usager » et un peu moins du patient ! Ce qui me heurte quand je descends dans le hall de l'hôpital Pompidou, c'est ce panneau sur lequel est inscrit : « Droits des usagers-Service de la clientèle ». Bien sûr, le malade a des droits mais il a aussi des devoirs. Il ne faut pas hésiter à le lui rappeler. Et plutôt que de désigner le malade par ce mot de « clientèle », j'estime que ce service devrait être baptisé « Service droits et devoirs des usagers ». Oui, il faut rappeler aux patients qu'ils ne sont pas dans un supermarché. On n'exige pas d'un médecin ce qu'on exige d'un vendeur de mécano. Il y a un devoir élémentaire à respecter, sinon le médecin, du moins le système. Ce mot de clientèle est maladroit : le malade ne vient pas acheter quelque chose. C'est la dérive du consumérisme. Non, on ne consomme pas la médecine et l'on ne peut pas voir un médecin à l'heure qui convient à chacun. Et oui, il faut accepter ses retards parce qu'il a passé plus de temps que prévu avec un autre patient, ce qu'il fera peut-être avec vous si cela est nécessaire. On est passé d'un système totalement paternaliste à un système consumériste. C'est ce qu'ont voulu les fonctionnaires de notre administration qui ne savent pas ce qu'est un malade. Et peu à peu, lentement mais sûrement, se perd la notion de service public hospitalier en même temps que se perd un certain humanisme dans la pratique de la médecine.

La fin de vie

En réanimation, nous nous conformons à la loi Léonetti. D'abord c'est la loi, et ensuite elle nous paraît répondre exactement, dans sa mouture actuelle, à nos besoins. Elle définit le non-acharnement thérapeutique, sans euthanasie active.

Lorsqu'il y a une décision à prendre, d'arrêt de soins par exemple, il y a une procédure qui s'engage. Elle prendra la forme d'une réunion d'éthique où les différents intervenants – infirmières, aides-soignantes, médecins, psychologues mais aussi la famille –, vont avoir à s'exprimer. Il n'y donc pas de décision du chef de service ou d'un seul individu, mais une décision collégiale. Nous ne cédons jamais à la demande d'un patient ou de sa famille de mettre fin à une vie de manière active. D'abord, c'est illégal, ensuite ce n'est pas notre éthique. Nous sommes là pour accompagner les patients en fin de vie, de façon à ce qu'elle soit digne : faire en sorte qu'ils n'étouffent pas, qu'ils ne se déshydratent pas, ne souffrent pas. En tout cas, il n'y a pas de geste actif. Il ne peut y avoir non plus d'acte individuel. Notre organisation de soins est parfaitement collégiale. Si quelqu'un craque, il y a des garde-fous.

La spiritualité

Je ne suis pas croyant du tout. Pour l'instant tout du moins. Quand je serai proche de ma mort, je changerai peut-être d'avis. C'est tellement confortable. Je suis en revanche tolérant. Je conçois parfaitement que d'autres aient des opinions différentes. Je respecte les croyances dans le cadre de la laïcité. Dans mon service, aucune étudiante étrangère n'entrera voilée. Du côté des patients, il m'est arrivé d'avoir affaire à des femmes voulant être examinées par des médecins femmes. Il y a un agenda des consultations des médecins anesthésistes. S'il n'y a pas d'urgence médicale, il devra être respecté.

Mes passions

Le service public, l'hôpital, les malades… et mon bateau qui n'est pas une danseuse mais mon domicile. En outre, cette passion a un but complètement utilitaire puisque ma péniche est amarrée au pied de l'hôpital. C'est extrêmement pratique. Cela me permet de venir tôt, de partir tard et de remonter la nuit. Comme je l'ai déjà dit, je n'ai jamais fait de distinction entre ma vie privée et ma vie professionnelle. Pour moi, tout cela n'est qu'un *continuum*. Je me sens autant chez moi sur mon bateau que dans mon bureau. C'est pour cela que dans ce bureau se dresse une armoire ancienne, une horloge de clocher et que sont accrochés un tableau et quelques cadres. Et lorsque je suis sur mon bateau, la ligne n'est jamais coupée. Le téléphone peut sonner à tout moment : je le décroche toujours, ma ligne professionnelle y étant systématiquement renvoyée.

Une idée du bonheur

Je ne me suis jamais posé la question, ce qui est probablement très grave à mon âge. Je n'ai pas dû prendre assez de recul sur la vie… Mais il n'y a pas « le » bonheur, il y des bonheurs s'ajoutant les uns aux autres. En ce qui me concerne, cela consiste à remplir au mieux les missions qui me sont assignées. Ensuite, je tâche de ne pas m'ennuyer dans ma vie de tous les jours. Je ne redoute rien tant que l'ennui. Enfin, j'essaie de rendre heureux mon entourage, qu'il soit familial ou professionnel. En fait, j'ai envie d'être aimé. C'est peut-être cela ma définition du bonheur : être aimé.

XV

Pour finir

Mon éditeur ne doute de rien. Il me demande d'imaginer ce que sera la médecine de demain ! Je ne sais lire ni dans le marc de café ni dans une boule de cristal. Néanmoins, il me semble que la médecine de demain sera d'abord marquée par des explorations de plus en plus fines du corps humain. Elles seront de moins en moins invasives, à l'image de ce qu'est aujourd'hui la coloscopie virtuelle. Tout cela va encore s'affiner, nous irons explorer jusqu'au cœur de la cellule ; la génétique moléculaire progresse à pas de géant. Ainsi, nous pourrons comprendre le mécanisme intime de nombreuses maladies. La médecine sera bien plus préventive qu'elle ne l'est aujourd'hui. Nous serons capables dans les années à venir de mieux évaluer les groupes à risque et améliorerons la qualité du diagnostic. Cela amènera l'inévitable changement de l'organisation de la médecine.

Serons-nous capables de tout soigner ? En tout cas nous y tendrons de plus en plus. Regardons les progrès accomplis ces trente dernières années, ils sont considérables. Je suis frappé par ces malades qu'on arrive à sortir d'affaire et dont la vie, après, est de bonne qualité. Enfin, pour l'écrasante majorité d'entre eux. Il y a trente ans, ils seraient morts. Je pense à l'infarctus du myocarde. Quand j'étais jeune médecin, sur cinq patients aux urgences victimes d'un infarctus, au moins deux mouraient dans la nuit suivant leur admission. Aujourd'hui, c'est quelque chose d'exceptionnel, grâce à une prise en charge plus rapide, aux coronographies plus précoces, à des médicaments plus actifs, plus sélectifs et aux effets secondaires moindres. Il est donc facile d'imaginer que demain, dans vingt ou trente ans, on fera encore mieux.

Mais en prolongeant la vie, si elle mérite de l'être, serons-nous capables d'assurer une qualité de vie « acceptable » jusqu'au bout ? Aura-t-on les moyens de prendre en charge des personnes de plus en plus âgées, et logiquement de moins en moins autonomes ? À quoi bon prolonger la vie si on n'a pas les moyens de prendre en charge ceux qui deviennent dépendants ? Il suffit de voir les difficultés qu'on a aujourd'hui pour placer les personnes âgées qui arrivent aux urgences et qui ne peuvent pas rentrer chez elles, pour se poser toutes ces questions. La médecine est capable de prouesses extraordinaires. La société sera-t-elle à la hauteur ? J'en doute. On ferait fondre le budget de la Sécurité sociale dont on connaît déjà la situation. La société n'en a pas les moyens. Et puis, la terre est bien trop petite pour supporter ce fardeau. C'est cruel mais c'est ainsi. C'est toute la tragédie de la vie, de la présence de l'homme sur cette planète.

Et quand bien même, cela vaut-il la peine de prolonger la vie pour finir dans une maison de retraite médicalisée, entourée de gens dans le même état que vous ? Cela a-t-il vraiment un intérêt ? Cela a-t-il un sens ? Pour moi, la réponse est claire. C'est non. Prolonger sa vie ne peut avoir d'intérêt qui si l'on peut rester, le plus longtemps possible, dans son univers familier, auprès des siens.

Je me souviens de la réaction de cette femme de 83 ans quand je lui ai annoncé qu'elle était atteinte d'une tumeur au cerveau : « Ah ! Mais c'est formidable. Ça va durer combien de temps ?

– Je n'en sais rien, lui avais-je répondu, encore sous le coup de la surprise.

– Écoutez, avait-elle ajouté sans l'ombre d'une hésitation. Je compte sur vous pour que ça dure le moins longtemps possible. J'ai eu une vie formidable. J'en ai fait le tour et maintenant je souhaite que ça s'arrête. »

Je l'ai hospitalisée pendant trois semaines. Chaque jour elle m'a répété la même chose. Je ne lui ai pas proposé d'abréger ses jours comme elle me l'avait demandé. La maladie a fait son œuvre. Elle s'est éteinte sans souffrances. Apaisée. Je l'ai enviée, me disant que c'était certainement elle qui avait eu raison.

« Mourir cela n'est rien – mourir la belle affaire – mais vieillir… Ô vieillir ! » Jacques Brel aussi avait raison.

Paris, Port de Javel-Bas, 14 octobre 2009

Annexes

Le serment d'Hippocrate

« Je jure par Apollon, médecin, par Esculape, par Hygie et Panacée, par tous les dieux et toutes les déesses, les prenant à témoin que je remplirai, suivant mes forces et ma capacité, le serment et l'engagement suivants :

Je mettrai mon maître de médecine au même rang que les auteurs de mes jours, je partagerai avec lui mon avoir et, le cas échéant, je pourvoirai à ses besoins ; je tiendrai ses enfants pour des frères et, s'ils désirent apprendre la médecine, je la leur enseignerai sans salaire ni engagement. Je ferai part de mes préceptes, des leçons orales et du reste de l'enseignement à mes fils, à ceux de mon maître et aux disciples liés par engagement et un serment suivant la loi médicale, mais à nul autre.

Je dirigerai le régime des malades à leur avantage, suivant mes forces et mon jugement, et je m'abstiendrai de tout mal et de toute injustice. Je ne remettrai à personne du poison, si on m'en demande, ni ne prendrai l'initiative d'une pareille suggestion ; semblablement, je ne remettrai à aucune femme un pessaire abortif. Je passerai ma vie et j'exercerai mon art dans l'innocence et la pureté.

Je ne pratiquerai pas l'opération de la taille[1].

Dans quelque maison que je rentre, j'y entrerai pour l'utilité des malades, me préservant de tout méfait volontaire et corrupteur, et surtout de la séduction des femmes et des garçons, libres ou esclaves.

Quoi que je voie ou entende dans la société pendant, ou même hors de l'exercice de ma profession, je tairai ce qui n'a jamais besoin d'être divulgué, regardant la discrétion comme un devoir en pareil cas.

Si je remplis ce serment sans l'enfreindre, qu'il me soit donné de jouir heureusement de la vie et de ma profession, honoré à jamais des hommes ; si je le viole et que je me parjure, puissè-je avoir un sort contraire. »

En 1996, l'Ordre des médecins a remplacé ce texte par un serment « quelque peu » réactualisé :

« Au moment d'être admis à exercer la médecine, je promets et je jure d'être fidèle aux lois de l'honneur et de la probité.

Mon premier souci sera de rétablir, de préserver ou de promouvoir la santé dans tous ses éléments, physiques et mentaux, individuels et sociaux.

Je respecterai toutes les personnes, leur autonomie et leur volonté, sans aucune discrimination selon leur état ou leurs convictions. J'interviendrai pour les protéger si elles sont affaiblies, vulnérables ou menacées dans leur intégrité ou leur dignité. Même sous la contrainte, je ne ferai pas usage de mes connaissances contre les lois de l'humanité.

J'informerai les patients des décisions envisagées, de leur raisons et de leurs conséquences. Je ne tromperai jamais leur confiance et n'exploiterai pas le pouvoir hérité des circonstances pour forcer les consciences.

---

1. Opération de la vessie.

Je donnerai mes soins à l'indigent et à quiconque me le demandera. Je ne me laisserai pas influencer par la soif du gain ou la recherche de la gloire.

Admis dans l'intimité des personnes, je tairai les secrets qui me seront confiés. Reçu à l'intérieur des maisons, je respecterai les secrets des foyers et ma conduite ne servira pas à corrompre les mœurs.

Je ferai tout pour soulager les souffrances. Je ne prolongerai pas abusivement les agonies. Je ne provoquerai jamais la mort délibérément.

Je préserverai l'indépendance nécessaire à l'accomplissement de ma mission. Je n'entreprendrai rien qui dépasse mes compétences. Je les entretiendrai et les perfectionnerai pour assurer au mieux les services qui me seront demandés.

J'apporterai mon aide à mes confrères ainsi qu'à leurs familles dans l'adversité.

Que les hommes et mes confrères m'accordent leur estime si je suis fidèle à mes promesses ; que je sois déshonoré et méprisé si j'y manque. »

…evoir le programme
de nos publications, merci de contacter :

Louis de Mareuil
Éditions Jacob-Duvernet
134, rue du Bac, 75007 Paris
Tél. : 01 42 22 63 65
www.editionsjd.com
contact@editionsjd.com

616.02
SAF
30076007681442
Un toubib dans l'urgence
Safran, Denis
Jacob-Duvernet impr. 2009
19,90 EUR